任应秋

中医经典入门七讲

任应秋 著

U0206843

中国健康传媒集团

中国医药科技出版社

内 容 提 要

中医经典，注疏繁多，良莠不齐，中医学子苦于无所适从。本书内容是任应秋先生在 1961~1963 年期间，先后撰写的 6 篇文章。详细地介绍了三经（《内经》《难经》《神农本草经》）两典（《伤寒论》《金匮要略》）及脉法书的学习门径，其中包括如何学习、如何选择注本等内容，是中医学者、中医院校师生、中医从业者必读的中医经典入门书。

图书在版编目（CIP）数据

任应秋中医经典入门七讲 / 任应秋著 . — 北京：中国医药科技出版社，2019.4
（2024.10 重印）
ISBN 978-7-5214-1048-8
Ⅰ . ①任…　Ⅱ . ①任…　Ⅲ . ①中医典籍—研究　Ⅳ . ① R2-5

中国版本图书馆 CIP 数据核字（2019）第 053981 号

美术编辑　陈君杞
版式设计　也　在

出版　**中国健康传媒集团** | 中国医药科技出版社
地址　北京市海淀区文慧园北路甲 22 号
邮编　100082
电话　发行：010 - 62227427　邮购：010 - 62236938
网址　www.cmstp.com
规格　710 × 1000mm $\frac{1}{16}$
印张　5 $\frac{1}{4}$
字数　66 千字
版次　2019 年 4 月第 1 版
印次　2024 年 10 月第 3 次印刷
印刷　北京盛通印刷股份有限公司
经销　全国各地新华书店
书号　ISBN 978-7-5214-1048-8
定价　**25.00 元**

任应秋（1914~1984），是我国杰出的中医学家、中医教育家。他四岁启蒙学习国学，历时十四年，打下深厚的国学功底。1932年，师从当地名医刘有余学医。1936年就读于上海中国医学院，因战乱，1937年转入湖南国医专科学校。1951年，奉川东卫生厅调，担任《川东卫生》月刊编辑。1952年，任重庆市中医进修学校教务主任并兼授古典医学课。1957年奉命调往北京中医学院（现北京中医药大学）任教。任应秋先生从事中医事业五十余年，在中医高等教育、中医理论体系研究、中医学术流派研究、中医古籍整理等方面贡献卓著。他一生著述等身，创编了《中医各家学说》，主持编写《医学百科全书·中医基础理论分卷》等重要著作。

任应秋先生在20世纪60年代初，为了培养新中国第一代中医高等教育的学子，撰写了关于学习中医经典著作的若干文章，这些文章先后发表在几种中医药杂志上，对学习中医有重要的启迪和拓导作用。从20世纪80年代起，这些文章先后被甘肃人民出版社、学苑出版社等，以不同的形式出版发表。2015年这些文章收入《任应秋医学全集》中，该书荣获第四届中国出版政府奖图书奖。今天我们又将其整理成《任应秋中医经典入门七讲》的小册子，也是为了适应读者的需求。

本书包括了如何学习《黄帝内经》、如何学习《难经》、如何学习《神农本草经》、如何学习《伤寒论》、如何学习《金匮要略方论》、如何阅读脉法著作、如何阅读针灸著作

前言

等七篇文章，重点讲解了学习中医学经典著作的方法，其中包括如何阅读原文，怎样选择注本，并介绍了相关的善本，书中涉及古籍300余部，诚为学习中医经典著作的指南。任应秋先生认为，读经典做临床，两者相辅相成不可偏废。我见到在临床上取得成功的诸多学者，都曾发出这样的感慨：向经典致敬！这也是我们再版此书的宗旨所在。

任廷革

2019 年 3 月

目 录

第一讲　如何学习《黄帝内经》……………………………………　001

第二讲　如何学习《难经》…………………………………………　010

第三讲　如何学习《神农本草经》………………………………　018

第四讲　如何学习《伤寒论》………………………………………　026

第五讲　如何学习《金匮要略方论》……………………………　033

第六讲　如何阅读脉法著作………………………………………　043

第七讲　如何阅读针灸著作………………………………………　052

附录：提要　………………………………………………………　061

《黄帝内经》是中医学现存文献中一部重要的经典之作。几千年来，中医学无论在理论研究还是在临床治疗方面，虽然不断地在丰富，惟其中许多带有根本性质的医学观点，基本上都是渊源于《内经》的。因此学习《内经》，是学习中医学过程中最不可缺少的一个重要步骤。究竟应该怎样学习才能获得较好的效果呢？我没有很成熟的经验，只提出以下几个问题来谈谈，供大家参考。

一、《黄帝内经》的内容提要

《黄帝内经》包括《素问》《灵枢》两部分。《素问》24卷，自"上古天真论"起，至"解精微论"止，凡81篇，其中第72篇"刺法论"、第73篇"本病论"原缺，至宋才发现这两篇遗文补足，但多数人认为不甚可靠，故坊刻本仍缺；《灵枢》12卷，自"九针十二原"起，至"痈疽"止，仍为81篇。两部文献共计162篇，归纳其中所叙述的内容，约而言之，不外15个方面：阴阳五行、五运六气、人与自然、藏象、经络、预防、病因、疾病、诊法、辨证、论治、针灸、药食、方剂、护理。其中尤以阴阳五行、人与自然、藏象、经络、病因、辨证、论治、针灸、药食等9个方面最关紧要。如滑寿、李中梓、汪昂、薛雪等，对《内经》的分类研究，都未能越此范围。

"阴阳五行"是《内经》的理论基础，它一方面贯穿了朴素的唯物观，一方面也体现出自发的辩证法思想。"阴阳五行"明确指出，世界上一切事物发生之根源是原始物质的"气"，世间万物都是在"阴""阳"二气的矛盾对抗中变化、发展的。如《素问·阴阳应象大论》说："阴阳者，天地之道也，万物之纲纪，变化之父母，生杀之本始，神明之府也。"《内经》中所有的内容无不贯穿了"阴阳五行"的学术思想。

《内经》还认为，人生活在自然界中，必然受着自然界运动规律的影响，因而无论言生理、病理、治疗、摄生等种种问题，都不能离开"人与自然"的关系而言。尤其在摄生、防病方面，人与自然的关系更起着主导作用。这是《内经》中非常突出的人与自然的整体观。

"藏象学说""经络学说"，是《内经》通过对生活着的人进行观察，来研究人体内脏活动规律的特殊学说。它虽与现代解剖生理学有近似之处，却不能完全用现代解剖生理的知识来说明它。"藏象""经络"学说，更重要的是在整体观念下，抽象地阐述五脏六腑、经脉气血等生理机能相互间的"生制"关系，而为临床辨证施治最不可缺少的理论。

"病因"学说，主要包括六淫、七情、饮食劳伤等三部分内容，它是了解病变本质及发病规律的主要理论知识。

"辨证论治"学说，其中"辨证"则以阴阳、表里、寒热、虚实为纲，如《灵枢·刺节真邪》说："阳胜者则为热，阴胜者则为寒。"《素问·调经论》说："阳虚则外寒，阴虚则内热，阳盛则外热，阴盛则内寒。"虽寥寥数语，已深刻地表达出八纲辨证的奥义。自张仲景著《伤寒论》据此以发挥其大义后，直到今天，都是指导中医临床辨证的重要理论。至于"论治"诸理，突出地揭示于《素问》的"阴阳应象大论""至真要大论""五常政大论""六元正纪大论"等诸篇文献。凡有关施治的气味性能、辨证立法、配伍方药、制约适宜、饮食宜忌诸端，无不阐发尽致，而为临证运用之准绳。

关于"针灸学说"，《内经》中的相关文献特别丰富，尤其是《灵枢》，故有"针经"之称，可以想见。单以刺法言，便有刺营、刺卫、输刺、分刺、推、引、解结等39种之多；讨论诸病刺法，竟达62种；其论刺热性病59穴，水气病57穴。这些文献所阐述的理论和经验均称卓绝，其中实有丰富的宝藏可以发掘。

《内经》中记载的药物虽不多，而于辨识药物性味的阴阳、喜恶、宜忌诸问题，则涵盖无遗，故诸家论本草的，无不以此为渊薮。

于此不难看出《黄帝内经》的价值不仅在于它总结了先秦以前的医疗经验，而且在于它运用古代唯物主义哲学原理，并从自发的辩证法观点出发，为中医学奠定了坚实的理论基础，自古以来就被尊之为"经"，是很有道理的。

二、《黄帝内经》的阅读方法

《黄帝内经》的内容已如上述，在其整个内容中贯穿着中国古代朴素的唯物辩证法哲学思想——阴阳五行学说。《内经》是运用阴阳五行学说的方法来阐明人体生理现象、心理表现、病理变化的。《内经》认为人体生命的各种运动规律，是按照阴阳对立、五行生制的原则进行的，而且自然界的运动与生命的运动是息息相关的。因而《内经》中的整体观念非常强，它认为人体脏腑之间的内在联系，以及和外界的联系，构成了有机的统一整体。这是阅读《内经》时，要关注的最基本的关键问题。

《内经》的文献是秦汉以前的文字，应具有辨音读、明训诂的知识，才能对《内经》的文字作出较正确的理解。在《内经》的文献中，经常是同此一字，平仄不同，意义悬殊；同此一句，句读离合，词义迥别。

如《素问·阴阳别论》篇云："三阳三阴发病，为偏枯、痿易。""易"应读为"施"，"施"即"弛"字。《毛诗·何人斯篇》云："我心易也"，释文云："易，韩诗作施。"《尔雅释诂》云："弛，易也。"释文云："弛"

本作"施"，是易、施、弛三字，古通用。王冰注为"变易"，便失经义。

又如《素问·痹论》篇云："逢寒则虫。"虫，即"疧"字，音义均与"疼"字同。王冰注云："虫，谓皮中如虫行。"此由不辨音读，而望文生义耳。所谓"训诂"，即是正确地以今语解释古语。如《素问·诊要经终论篇》云："十一月、十二月，冰复，地气合。""复"，与"腹"字通，作"厚"字解。《礼记·月令》云："冰方盛，水泽腹坚。"郑注："腹，厚也。"《素问·诊要经终论篇》又云："中心者，环死。""环"与"还"通，"还死"，犹言顷刻即死。王注为"气行如环之一周则死"，不通之至。凡此之类，不胜枚举，以此说明不辨音读，不明训诂，要想正确地理解《内经》的文字，是有不少障碍的。

《内经》虽是谈理论的书，但绝非空洞浮泛的理论，而多半都具有指导临床实践的现实意义的。因而理解《内经》的文献，应以符合临床实践为准则。如《素问·玉机真脏论》云："疝瘕，少腹冤热而痛，出白。""出白"，犹言出汗，因剧烈的疼痛而致大汗也。白、魄古通用，这里的"出白"，和《素问·生气通天论》的"魄汗"意同一义，故《淮南子》亦有"白汗交流"的说法。疝症痛而汗出，这是临床习见的事实，而有旧注谓"便出色白淫浊之类"，便非习见的事实了。又如《素问·生气通天论》云："膏粱之变，足生大丁。"王注谓："丁生于足者，四肢为诸阳之本也。"这也不符合临床事实，这个"足"字，只是义同"乃"字的虚词而已。所以说，我们要接受《内经》的理论，统以能够指导临床为标准，不能强作解人，而侈谈臆说。

《内经》共 162 篇，每篇各有其命题的中心内容，每一篇又由若干段、若干节来组成。每一段、每一节，无不有其重点的旨意，均须一一参透，得其旨意所在，才算是有了心得。如《素问》第一篇"上古天真论"，主要在阐发如何保养真精来延长人类寿命的问题。全篇由四大段组成：第一段，说明人类生命的修短，完全决定于自己如何讲求卫生之道，绝非幸邀可致；第二段，指出卫生之道，是可以通过教育使人人都能掌握的；第三段，言先天禀赋不完全可恃，最可恃的还是在注意讲求卫生之道；第四段，指出不同程度的讲求卫生之道，都可以获得不同程度的较高寿命。读其他各篇，均应如此会悟贯通，才能逐次地窥其全貌。

领悟其各篇的全貌后，还要更深入地、系统地、分类地撷取其资料，使我们能够充分地掌握各篇的知识层次或结构。如前所述，《内经》的主要内容，不外乎阴阳五行、五运六气等 15 大类，便将各篇里有关各类的内容，分别摘录成为资料卡片，各以类从，分别归档，而每一大类中，又要分做若干分目、子目，使其既细致又系统。如"阴阳五行"是一大类，凡《内经》中有关"阴阳五行"的文字，都应归于这一类，这一大类可分作阴阳、五行 2 个分目，每一分目中又可据其不同内容建立若干子目，这样便能把《内经》的全部内容系统地掌握了。无论于治疗、于科研，都有绝大裨益，实为研究《内经》不可少的基础工作。如杨上善、李东垣、罗天益、滑伯仁、张景岳等，都下过这样的工夫，只是他们都限于历史条件，不可能充分运用科学方法来分析归纳罢了。

三、《黄帝内经》选本

"工欲善其事，必先利其器。"读书能得善本，对于做学问是很有帮助的。什么叫作"善本"呢？张之洞曾说："善本非纸白版新之谓，谓其为前辈通人用古刻数本，精校细勘付刊，不伪不阙之本也。"又说："故善本之义有三：一足本，无阙卷，未删削；二精本，精校、精注；三旧本，旧刻、旧钞。"（见《輶轩语》）因此，所谓"善本"，主要是指经过通学者的精校细勘本而言。从版本的历史价值来讲，无论《素问》或《灵枢》，现在都还可以得到较古老的刻本。如《素问》有宋嘉祐刊本、绍定重刊本，金、元、明各种刊本等。《灵枢》亦还可以看到元代的至元庚辰刊本，明成化、嘉靖等刊本。但据我看来，这些版本都不十分理想，残阙的地方还是不少。人民卫生出版社 1956 年出版的《素问》，是根据明嘉靖二十九年庚戌武陵顾从德翻宋刊本影印的，《灵枢》是据明赵府居敬堂刊本影印的；商务印书馆 1954 年出版的《素问》，是据四部丛刊影印顾本复加校刊而排印的，《灵枢》亦是据赵本排的。两者比较，后者排印本的校勘工作，略优于前者影印本。因而顾刻本《素问》，赵刻本《灵枢》，较为一般所熟悉。若以善本的标准衡量，顾、赵两刊本仍嫌其不足，我介绍几个善本的刻本如下。

摹刻宋本《素问》，光绪甲申京口文华堂刊本。这是丹徒赵云生据蒋宝素医家所藏宋本而摹刻的，不仅字体端整，粗看一过，确较顾本为优。如《素问·举痛论》："脉寒则缩蜷，缩蜷则脉绌急，绌急则外引小络。"顾本缺末句"绌急"二字，而摹刻本则补足完好。又《素问·六元正纪大论》"天气反时，则可依时"句，顾本误"依则"，而摹刻本不误。又《素问·标本病传论》"先病而后生中满者"句，顾本误"后先"，而摹刻本不误。虽然摹刻本与顾本同样存在错误，但确要少得多。（按：浙江有此复刊本，较劣。）

黄校《内经针刺》是光绪甲申黄以周校刊本。此即《灵枢》，书末附"素问遗编"。书文字划最为端正，全书"脈"不作"脉"，"痹"不作"痹"，"决"不作"决"，"飧"不作"飱"，医籍中校刻如此之精者，实为少见。

钱校《黄帝素问二十四卷附校记》守山阁单刻本咸丰二年刊、钱校《灵枢经二十四卷附校记》守山阁单刻本咸丰二年刊。两书均为金山钱熙祚校刻，钱校多据《难经》《针灸甲乙经》以及两书相互校勘。《灵枢》的残缺甚于《素问》，而钱氏于《灵枢》的校勘独多，尤为难得。两书的校勘记，当为顾尚之之作，于王冰注及新校正语，都有所补充纠正，或引旧说，或出己见，均极精当。因此这两部校刻本，对于研究《内经》的帮助很大。原刻本已不易得，惟中医学会戊辰影印本还有流通，在古旧书店里时或可购。

《内经评文》光绪戊戌皖南建德周氏刊本，全书仍照《素问》《灵枢》原本分卷，为周学海澂之氏所评。这个刻本的优点有二：首先是把每篇文字按其内容分作若干段、节，读起来易于理解（这工作姚止庵也做过，但有删削，不如周氏的完整）；其次是校刊较好，错误很少，断句亦较正确（商务印书馆曾经的排印本断句不好，不可从）。至于他用乡学究评点文章的方法，空泛臆说，那是不可取的。我们选用这个刻本的优点，不取其缺点，对我们读《内经》仍有帮助。唯这个刻本单独发行较少（我曾得一部，印制极精），一般都在《周氏医学丛书》里，《周氏医学丛书》既有原刊本，亦有影印本，时而可以买到。

以上这 4 种刊本，都是《内经》较好的读本。从这几部刻本入门阅读《内经》，必然会获得与阅读一般坊刻本不同的另一境界。

四、《黄帝内经》选注

《内经》的注本并不太多，除去名存实亡的外，兹将能见到的书开列于下，以供大家选读。

《素问》《灵枢》全注本。全注本计有：隋·杨上善的《黄帝内经太素》；明·马莳的《素问注证发微》《灵枢注证发微》；明·张景岳的《类经》；清·张志聪的《素问集注》《灵枢集注节解》；清·姚止庵的《素问经注节解》《灵枢经注节解》；清·黄元御的《素问悬解》《灵枢悬解》等 6 种。

《素问》单注本。《素问》单注本计有：唐·王冰的《黄帝内经素问补注释文》；明·吴鹤皋的《黄帝内经素问吴注》；清·高士宗的《黄帝内经直解》；清·张琦的《素问释义》等 4 种。

《内经》节注本。《内经》节注本计有：元·朱震亨的《素问纠略》；元·滑寿的《黄帝素问抄》；明·汪机的《读素问抄》；明·丁瓒的《素问抄补正》；明·胡文焕的《素问心得》；明·李中梓的《内经知要》；明·徐春甫的《内经要旨》《内经正脉》；明·王九达的《黄帝内经素问灵枢经合类》；清·章合节的《素问缺疑》；清·汪昂的《素问灵枢类纂约注》；清·薛雪的《医经原旨》；清·徐灵胎的《内经要略》《内经诠释》；清·陈修园的《灵素节要浅注》等15种。

他如《黄帝内经灵枢略》（不著姓氏）、清·沈又彭的《医经读》、俞正燮的《持素脉篇》等，均节文而无注。金·刘河间的《素问玄机原病式》、宋·刘温舒的《素问入式运气论奥》、清·罗美的《内经博议》、清·黄元御的《素灵微蕴》、清·程扶生的《医经理解》、清·方本恭的《内经述》等，都是据经而各自发挥议论者。清·胡澍的《黄帝内经素问校义》、清·俞樾的《读书录》"内经"部、清·孙诒让的《札迻》、民国廖平的《经脉考证》《黄帝内经太素诊络篇补正》《营卫运行杨注补证》《黄帝内经太素诊皮篇补正》《黄帝太素人迎脉口诊补证》《诊骨篇补正》《诊筋篇补正》、清·陆九芝的《内经难字音义》等，都属于训诂、校雠、考据一类的书，对于阅读《内经》都有帮助。读者可根据自己的条件进行选读。

至于上开的25种注本，究读那几家注本较好，因各家各有其优缺点，故都能阅读一遍最好，如不可能，可以尽先选择几家来精读，这是非常必要的。如杨上善的《黄帝内经太素》最该精读。因"杨注"实为诸家注之所本，对"杨注"有较深的体会后，便有了权衡诸家之注的基础。如杨注《素问·刺禁论》："藏有要害，不可不察。肝生于左，肺藏于右；心部于表，肾治于里；脾为之使，胃为之市；膈肓之上，中有父母；七节之旁，中有小心。"一段云："五藏之气所在，须知针之为害至要，故欲察而识之。"只此"五藏之气所在"一句，便把全段的主要内容和中心思想都揭示无遗了。而后世的王冰注、马莳注、吴崐注、景岳注、志聪注等，都没有揭示出这个精神。惟高士宗据《太素》略有体会，而曰："五藏之气，从内达外，由经隧而出于孙络皮肤，有紧要为害之处，不可不察。"的确，这段文字如不从脏气方面来体会，是要发生种种误解的。除精读《黄帝内经太素》而外，他如王冰注于五运六气的发挥、马莳注于针灸经穴的详解、吴崑注于篇章大义的阐述、景岳注于五行生化的究诘、志聪注于就经解经的深切、士宗注于字句文义的参订，无不各有专长，能取各家其所长而融会贯通之，进而参阅诸节注本，便可是非判然、明辨诸掌矣。

如何学习《难经》

一、《难经》沿革

《难经》是《黄帝八十一难经》的简称，是仅次于《灵枢》《素问》的古医经之一。难，读去声，问难之义。《帝王世纪》记载"皇甫谧曰：黄帝命雷公、岐伯论经脉，旁通问难八十一为《难经》。"隋萧吉著《五行大义》、唐李善注《文选·七发》，他们引用《难经》文字，竟称《黄帝八十一问》，可见"难"只是"问"字的互词而已。所以《史记·五帝本纪》中"死生之说，存亡之难"两句的《索隐》（《史记索隐》）云："难，犹'说'也，凡事是非未尽，假以往来之词，则曰'难'。"凡此均足以说明"问难"是所以名经的本义。惟杨玄操（见《集注难经·序》）、黎泰辰（见《虞庶难经注·序》）、纪天锡（见《进〈难经集注〉表》）等，均读为"难易"之难，这是不够妥当的。

《难经》的作者，在隋以前多指为黄帝所作，正如前引《帝王世纪》及《隋书经籍志》所载"《黄帝八十一难经》二卷"是也。唐以后便属之于秦越人了。首先是由杨玄操倡说于前，他在《集注难经·序》里说："《黄帝八十一难经》者，斯乃勃海秦越人之所作也。"王勃复为之详述于后，他说："黄帝八十一难，是医经之秘录也。昔者岐伯以授黄帝，黄帝历九师以授伊尹，伊尹以授汤，汤历六师以授太公，太公授文王，文王历九师以授医和，医和历六师以授秦越人，秦越人始定章句。"（见《文苑英华》，杂序类，黄帝八十一难经序）自此以后，凡称说《难经》者，无不指秦越人所作。如《旧唐书经籍志》《唐书艺文志》《崇文总目辑释》《通志·艺文略》《郡斋读书后志》《宋史艺文志》等均称之。于此，秦越人著《难经》之说，便几乎成为定案了。但张仲景在《伤寒论》中说："撰用《素问》《九卷》《八十一难》"，既未道黄帝，也不称秦越人。则作者虽难定，其为古医经实毋容置疑。

二、《难经》内容

《难经》的内容是很宽泛的，正如《难经汇考》所说："《难经》八十一篇，辞若甚简，然而荣卫度数、尺寸位置、阴阳王相、脏腑内外、脉法病能，与夫经络流注、针刺俞穴，莫不该尽。"的确，《难经》的牵涉面不仅广泛，而且在某些具体问题上，比《灵枢》《素问》越发深刻。兹就其全书的主要内容，分述如下。

一难至二十一难为第一篇，主要在论脉。凡独取寸口、关分寸尺、阴阳关格、五脏应脉诸象、脉来轻重、阴阳盛衰、脉随四时阴阳消长而运行、原气为脉之根、迟数判脏腑寒热、一脉十变、候五十动、脉绝分内外、色脉声形相参、察脉损至、四时脉常变顺逆、内外证脉变、切脉知生死、三部分四经、男女脉逆顺、阴阳更乘、形脉病相应等诸理，皆有精深的简述，其中尤以别寸尺、辨轻重、论原气诸端，均为《灵枢》《素问》所不言，而又最关切要。

二十二难至二十九难为第二篇，主要在论经络。凡言经脉变动而生气血之病、三阴三阳脉度长短之转相灌溉、阴阳经脉气绝之外候、手心主与三焦配为表里，以及十五络、奇经八脉之起继为病等，其中有不少均为发《素问》《灵枢》之所未发。如言"是动"和"所生病"，直指为"是动者，气也；所生病者，血也……气留而不行者，为气先病也；血壅而不濡者，为血后病也。故先为'是动'后'所生病'也。"这种解释，为后来许多医家所奉守。

三十难至四十七难为第三篇，主要在论藏象。凡营卫之相贯，三焦之禀生；心肺而独居膈上，肺肝而各自浮沉；神藏各别，声色臭味即随之而殊；腑脏皆近，心肺与两肠何独去远；左右分而肾与命门判，腑脏别则气与阴营殊；三焦主持诸气，命门独系胞精；肺生于巳而主臭，肾养于申而能闻；腑脏有长短大小之不同，窍穴有七冲八会之互异；人老少而寤寐有多寡，头颈面之经脉会诸阳等等。不仅都吸取了《灵枢》《素问》的精华，同时还突出地发明了"左肾右命门"之说。

四十八难至六十一难为第四篇，主要论病机诊候。凡三虚三实，正经自病与五邪所伤；虚、实、贼、微，正五邪之辨；寒温与阴阳之判，脏腑发病之殊；七传间藏之胜，难易治之分，积聚病之别；下利有五泄，伤寒有五苦；癫狂病之察阴阳，头心痛之分厥真；望、闻、问、切之神圣工巧等。对辨证审因作了精当的发挥，如能将其烂熟胸中，则于病机诊候之要，已能大体掌握。

六十二难至八十一难为第五篇，主要论脏腑营俞及针刺补泻之法。其中包括：五脏五俞，六腑六俞，而有阴阳终结之不同；十二经皆以俞为原之义，募在阴而俞在阳之别；虚实母子补泻之先后，春夏秋冬针刺之浅深；刺病贵无伤，调气在迎随；五俞系四时，诸井皆气少；东方实而西方虚，泻南方即补北方；补泻不同，取置各异；呼吸出内，信其左右；迎夺随济，定其虚实；以及上工治未病；毋实实，无虚虚诸理。虽系以针刺言，而药治的方法亦不出其范围。

以上五篇，八十一难，言脉、言经络、言藏象、言病机诊候、言荣俞针法，既集《灵枢》《素问》之精华，亦有作者之独得心传。如寸关尺之诊、左右肾命之分等，都丰富了中医学的内容。

三、《难经》注家

在中医学古典医籍中，注疏最早的莫过于《难经》。远在三国时，吴太医令吕广，便是注《难经》的第一人，所注名曰《黄帝众难经》；唐代，杨玄操在吕注的基础上广为注释，名曰《黄帝八十一难经注》，五卷；宋嘉祐间，济阳人丁德用鉴于杨著文字艰深，著《难经补注》一书；宋治平间，仁寿人虞庶，为补吕、杨之所未备，而成《虞庶难经注》五卷；宋元符间，青神人杨康侯（子建）有《注解难经》二卷；宋天圣间，翰林医官王唯一有《王翰林集注黄帝八十一难经》五卷；宋绍圣间，蕲水人庞安常有《难经解义》一卷，临潼人周与权有《难经辨正释疑》二卷，绍兴人王宗正有《难经疏义》二卷；宋咸淳间，临川人李子野有《句解八十一难经》八卷；金大定间，泰安人纪天锡有《集注难经》五卷，易水人张元素有《药注难经》一卷。

以上这些注家，除《句解八十一难经》还完整地存在外，吕广、杨玄操、丁德用、虞庶、杨康侯五家仅存于今本《难经集注》中。虽非完璧，尚得流传，其余的都散佚无存了。因此，《难经集注》是保存宋以前旧注的唯一注本。我们学习《难经》，似不能不首先备具这样一个集存汉、唐、宋的五家注本。正如金山钱熙祚所说："此一书所集诸家之注，未必尽是，然尚循文释文，不为新奇可喜之谈，由是以讲求蕴奥，俾古人之意，晦而复明，而妄议古人者，亦得以关其口而夺之气，讵不足重也欤？"（《难经集注·跋》）。

宋以后较有成就的注家，而又书存可见者，元代首推滑寿的《难经本义》二卷，明代有熊宗立的《勿听子俗解八十一难经》六卷，张世贤的《图注八十一难经》（又名《图注八十一难经辨真》）八卷，王文洁的《图注八十一难经评林捷经统宗》六卷，清代有黄元御的《难经悬解》二卷，徐灵胎的《难经经释》二卷，莫丹子的《难经直解》二卷，叶子雨的《难经正义》六卷，丁履中的《古本难经阐注》二卷，周学海的《增辑难经本义》二卷，日本有滕万卿的《难经古义》二卷，丹波元胤的《难经疏证》二卷，名古屋玄医吉田宗恂的《难经注疏》二卷。这些注家，都各有所长，其中以《增辑难经本义》《难经正义》《难经疏证》三书，最宜细看，简介如下。

《难经本义》滑氏所著，在古今数十注家中当推为翘楚。以其于《难经》诸义，最能晓畅也。周学海复以之为蓝本，在《本义》的基础上，增加注家之足以互发者，和他本人的心得，次第辑入，名曰《增辑难经本义》，这样则其说益备，而义愈显。周氏并将每"难"于《素问》《灵枢》之所出一一注明，尤便于学者不少。其中有"汇考"一篇，尤宜先读，以识得学习之门径。

《难经正义》清·叶霖（子雨）所著，颇同于徐灵胎的《难经经释》，引《经》以解《难》处，有过于徐氏，使《难经》所说都能得到佐证，并从而发挥之。叶氏临证多心得，故其说理均着实而能深入，不仅臆说绝少，亦无泛泛之浮词也。

《难经疏证》丹波元胤所著，于吕、丁、杨、虞诸家的古注参引独多，宋以后的惟斟酌于滑、徐两家之间，说明他的选注是相当审慎的。作者精于疏义之理，书中往往采取汉学家训诂的方法，于许多难解的字、义、理各方面，均提出相当的佐证，为之疏通，绝非一般望文生义之可比。

阅读了上列三家注本，对《难经》的理解，便已经达到了一定的深度，再看其他注本，就可以了然于胸中了。

四、《难经》读法

徐灵胎在《医学源流论·难经论》中称《难经》为"真读《内经》之津梁"，并指出"内中有自出机杼，发挥妙道，未尝见于《内经》，而实能显《内经》之奥义，补《内经》之所未发，此盖别有师承，足与

《内经》并垂千古。"对这样一部具有丰富和精深理论知识的经典之作，究应怎样研读呢？

第一，以中医学的理论体系为指导进行研读。《难经》是古人研究《灵枢》《素问》的产物，这一点是毫无疑问的。中医学中的阴阳五行、五运六气、人与自然、藏象（包括经络）、病机、诊法、治则这一理论体系，是以《灵枢》《素问》为基础的。从内容来看，《难经》也是以藏象、经脉、病机、诊法、治则为纲目的，分别提出重点问题来讨论、阐发，其中仍然贯穿着阴阳五行、五运六气、人与自然这一朴素的唯物辩证观和整体观。因而我们不能抛开中医的理论体系来看待《难经》，认为《难经》是不成系统的片段。实际上，《难经》不仅不是片段的，而且是从中医学理论体系中提炼出某些重点问题来进行阐述、发扬的。正如周学海所说："察其所言，皆《内经》之精髓，不易之定法，其于大义，已无不赅，而不必如《内经》之详且备也。"（《增辑难经本义·序》）

第二，认识其从经脉立论的特点。《难经》虽然是研究《灵枢》《素问》之作，但从整个内容来看，知其尤侧重于《灵枢》，故在阐发藏象、病机、诊法、治则等问题时，都着重于对经脉的研究，《难经》从经脉切入进行研究，这是很突出的特点。书中除"一"至"二十九"言脉动、言经脉，以及"六十二"至"八十一"是言俞穴补泻的专篇外，其他是讨论藏象、病机。但其论藏象，亦反复于营卫相贯、肺肝浮沉、脏腑脉别阴阳、气会八部之说；其论病机，首言脉之虚实、正经五邪，次辨诸病之变，亦在诸经之动。所以有人以《难经》为脉法书，也有人以《难经》为经穴书，就是因为《难经》很重视经脉的变化，许多理论都通过经脉来发挥的缘故。不过，《难经》虽然以经脉为切入点，不等于局限于经脉，只是它认为藏象、病机等无不与经脉有关而已。

第三，重视其新发展的理论。《难经》作者在《灵枢》《素问》的基础上确有其卓越的发展。首先是"命门"的发明。三十九难说："左为肾，右为命门。命门者，精神之所舍也，男子以藏精，女子以系胞。"其次是"原气"的创说。三十六难云："命门者，诸神精之所舍，原气之所系也。"三十八难云："腑有六者，谓三焦也，有原气之别焉。"八难云："十二经脉者，皆系于生气之原。所谓生气之原者，谓十二经之根本也，谓肾间动气也。""原气"即动气，根于肾命，别行于三焦，为生气之原，故名原气。"原气"的提出，为后世言真阴、真阳之所据。再次是脉分三部、独取寸口的提倡。一难说："独取寸口，以决五藏六腑死生吉凶之法。"二难说："从关至尺，是尺内，阴之所治也；从关至鱼际，是寸口内，阳之所治也。"寸、关、尺三部攸分吉凶、决生死的认识，几千年来，竟成为定法，行之有验，在医学领域中，实为莫大之贡献。在《难经》中如对"三焦"的见解，以及东实西虚、泻南补北诸说，无一不是杰出的创见。我们对这些问题，都应当深入地学习，细致地揣摩，进一步明其所以然之理，从而整理发扬之。

《难经》的内容是相当精审的，文字古朴而简洁，秩然可诵，青年学子当精读而背诵之。

五、《难经》选本

《难经》的白文本不多见，宋元刻本固无论也，不得已而求诸次，惟《医要集览》丛书中有一卷本，凡34页，10行，行20字，黑口，明经厂刻。似此明刻本，在丛书中，亦不易得。有1937年成都义生堂刻张先识校补本，名《黄帝八十一难经正本》，字迹端正完好，可读。

至于前面介绍那几种注本，其中《难经集注》以《守山阁丛书》本较好，此本有鸿文书局博古斋的影印本，以及商务印书馆的铅印本，中华书局《四部备要》的聚珍仿宋本亦佳。《增辑难经本义》，仅有《周氏医学丛书》本。《难经正义》有坊刻本及《珍本医书集成》本。《难经疏证》有《聿修堂医学丛书》本、《皇汉医学丛书》本。

今本《难经集注》五卷，本名《王翰林集注黄帝八十一难经》，题"明王九思、石友谅、王鼎象、王惟一辑"殊不伦类。王惟一为宋人，不得称"明"。《四库未收书目提要》谓王九思为明鄂县人，亦不得与王惟一同辑书。查《医籍考》云："皇国亡名氏《难经俗解钞》，卷首称《难经》有十家补注。所谓十家，并越人而言之。曰：卢秦越人撰，吴太医令吕广注，济阳丁德用补注，前歙州歙县尉杨玄操演，巨宋陵阳草莱虞庶再演，青神杨康侯续演，琴台王九思校正，通仙王鼎象再校正，东京道人石友谅音释，翰林医官朝散大夫殿中省尚药奉御骑都尉赐紫金鱼袋王惟一重校正，落款为建安李元立镂本于家塾。因此诸家校注本固各单行，李氏鸠集其说，编十家补注而若署名，似不以朝代为次序。后人以王惟一名在最后，谓系其所集，仍别为一书，题以王翰林集注字，先子所谓其非王氏之旧者，可见也。祭酒林天瀑（衡）先生《佚存丛书》，尝刻是书曰：明王九思所编。盖未深加考究也。"（卷七，医经七）似此，则《四库提要》亦失考。

一、《神农本草经》的由来

远古人类如伏羲、神农、黄帝、岐伯（实际他们是代表氏族的名称），在不断的医疗活动过程中，发现了许多能治疗不同疾病的药物，也就是所谓"本草"。经过一代一代地积累，"本草"的知识越来越丰富。随着语言文字的发展，把这些具有不同疗效的药物，逐渐地记载下来，这就是《神农本草经》之所由"定"。由于《淮南子》《史记》《世本》《通鉴外纪》诸书，都说神农尝百草和药，而神农又为历史上"教民稼穑""树艺五谷"最有代表性的象征性人物，因而《神农本草经》之名，渐次见于诸典籍中了。如《汉书·楼护传》称："护少随父为医长安，诵医经、本草、方术数十万言。"假使没有文字记载成书，是不得称"诵"的，更谈不上"数十万言"了。事实上古代书籍如《书经》（即《尚书》）《诗经》《楚辞》《山海经》等，都已经记载了不少的药物，则汉以前早有本草专书，是可以肯定的。

现在我们见到的《神农本草经》，书凡三卷，是否即梁《七录》所载的"《神农本草经》三卷"呢？这又不然。据梁代陶弘景（公元451～536年）在他所著的《本草经集注》序文里说："药性所主，当以识识相因，不尔何由得闻。至乎桐、雷，乃著在编简。此书应与《素问》同类，但后人多更修饰之尔。秦皇所焚，医方、卜术不预，故犹得全录。而遭汉献迁徙，晋怀奔迸，文籍焚靡，千不遗一。今之所存，有此四（应作三）卷，是其本经。所出郡县，乃后汉时制，疑仲景、元化等所记……魏晋以来，吴普、李当之等，更复损益，或五百九十五，或四百三十一，或三百一十九，或三品混糅，冷热舛错，草石不分，虫兽无辨，且所主治，互有多少……今辄苞综诸经，研括繁省，以《神农本草经》三品，合三百六十五为主，又进《名医》副品，亦三百六十五，合七百三十种……并此序录，合为三卷。"

从陶弘景序文里看出了几个问题：第一，原始的《神农本草经》是桐君、雷公等人所著录的，但经汉献、晋怀之乱，焚靡所遗，残存下来三卷；第二，魏晋以后，吴普、李当之等，对《神农本草经》有所损益；第三，《神农本草经》到了陶弘景时，已经面目全非，经陶氏整理后，仅残存于陶氏所著的《本草经集注》里了。至此以后凡言《神农本草经》的，便均以陶氏书为据。

在陶氏原书里，凡属于《神农本草经》部分，别以朱书，所附益的部分，悉用墨字。由于朱书、墨字判然不同，故当时要辨识《神农本草经》亦自容易。后来由于印刷的关系，这种朱、墨书，一变而为黑、白文。凡陶氏朱书，均刻为黑底白字（阴文），其余的概为白底黑字（阳文）。如唐显庆时修的《唐本草》（又称《唐新修本草》），五代孟蜀时修的《蜀本草》（又称《重广英公本草》），宋开宝时修的《开宝新详定本草》，以及《开宝重定本草》，嘉祐时修的《经史证类备急本草》等，一直都保持着这种黑白文的样式。惟唐、蜀、英公、开宝、嘉祐诸本，均已亡佚，现在仅存的《经史证类备急本草》（简称《证类本草》，有大观、政和二种本），如欲求得《神农本草经》的残存面目，仅有这《证类本草》中的白文而已。明代李时珍修《本草纲目》时，亦全部保存了《本草经》原文，所以现存的诸本《神农本草经》，不是取材于《证类本草》，便是取材于《本草纲目》。

　　明卢复所辑本，名《神农本经》，即从《本草纲目》中抄出而成，可说是《神农本草经》亡佚后最早出现的一个辑本，全书不分卷。清孙星衍、孙冯翼合辑本三卷，名《神农本草经》，所据者即《证类本草》大观本之黑底白文，又就《太平御览》所引，云生山谷川泽者，定为《本经》，其有郡县名者，定为后人羼入，其间考证颇多，不失为辑本中的善本之一。顾观光辑本四卷，名《神农本草经》，则以《本草纲目》所载之《本经》目次为据，而依次实以《证类本草》之黑底白文辑出，复以《太平御览》、卢本《神农本经》等为之校正。王闿运校本四卷，名《神农本经》，叙称是据明刻嘉祐官本（是本极少见），称"序录"为"本说"（出陶氏语），果尔，亦当以孤本珍之。姜国伊辑本不分卷，名《神农本草经》，亦以《本草纲目》为主，而校以蜀东局所刊之吴普本。黄奭辑本三卷，名《神农本草经》，系据二孙所辑，删去"序录"而成。刘复校本二卷，名《神农古本草经》，仍王闿校之旧刻，并取孙、顾二本，钩考遗文，别附于三品之末，亦有可取者。惟日人森立之辑本四卷，名《神农本草经》，基本是根据唐《新修本草》而成，因《新修本草》我国已无存，而日本尚留手抄残卷，并参用《备急千金要方》《医心方》等书，为"考异"一卷附于书末。这些辑本，除卢复、黄奭所辑，无甚特异外，诸本均各有其优点，都值得我们参读一遍。

二、《神农本草经》的内容

　　《神农本草经》的主要内容分两部分，即"序录"和"诸品"。

　　关于"序录"，王闿运校本为"本说"，姜国伊本曰"名例"，尽管名称不同，内容是一样的，凡13条。日人森立之辑本，不录"三品合三百六十五种，法三百六十五度，应一日以成一岁"一条，则为12条。"序录"的性质，略同于我们现在的"总论"，它泛述了辨识和运用药性的原理。前4条总说药分三品及选列365种的意义，正如"序录"所说，上品药所以益气延年，中品药所以遏病补虚，下品药所以除邪破积；之所以选 365 种，以符合一年 365 日之数，用以说明这些防病、补虚、治疾的药物，是人们生活中不可一日或缺的。第 5、第 6 两条说明药物特性有单行、相须、相使、相畏、相恶、相反、相杀之不同，必须制其毒性，并使之君臣宣摄、阴阳配合地运用，才能发挥其效，而不致产生副作用。第 7 条说明药有寒、热、温、凉四气，酸、苦、甘、辛、咸五味，气、味之所在，即性、用之所在，是辨识药物最基本的方法；至于药品的采集、炮制、真伪等，是直接影响药物品质的，所以都应该掌握其要点，以保证药物的质量。第 8 条阐述配合诸品而成方剂，则有为丸、为散、水煮、酒渍、膏煎等剂型之不同，由于需要发挥其不同的药效，才制成不同的剂型，如果所制的剂型不适合，便会直接影响药效，所以必须慎为考究，不得违越。第 9、第 10、第 11 条，言治病遣药总不宜迟延，治疗愈早，效果愈佳，迟则事倍而功半，亦即杜渐防微之旨意；药既是所以疗疾，则必须各随其寒、热、温、凉之所宜，辨证施治，不能妄遣，既对证矣；还要严格地掌握其用量，病去即止，太过、不及均不足以愈疾。第 12 条谈的是服药方法，病有在上、在下、在四肢、在骨髓之不同，服药因之而有饭前、饭后、空腹、饱满，或在晨，或在夜之各别；因为饥饱晨夕既殊，气血营运、阴阳盛衰即各异，伺其机而服药，得其宜，则效捷，失其宜，则效疏矣。最后一条提出遣药必须随证变化，不能刻求株待，因为疾病的发生，内伤、外感、阴阳、虚实是极其复杂的，而且是传变多端的，如果徒执一方一药，实难以应无穷之病变。是此短短的"序录"13 条，实言简而意赅，今日视之，仍不失为治本草学最精辟的理论。

　　陶氏录有的"序录"，只此 13 条。诸辑本如孙星衍、顾观光、刘复等虽复有附益，均不足以与此相比拟，作为参考文献读可也。

　　各个辑本所载诸品药物，大体上是相同的，都出入于 365 种之间。唯因《证类本草》的黑白文已略有紊乱，《本草纲目》亦颇多改易，故有部分药物于分品上下，以及去取之间，稍有出入。惟王校嘉祐本，既分品类，又有部别，眉目颇清。药品出入最显著的：王闿运校本无升麻、粟米、石下长卿；顾观光辑本亦无升麻、粟米，而有蠮螉、水蛭；惟日人森立之辑本的药品出入较大，以其据《新修本草》为多也。至诸本之三品混渗，药物分合，参差尤多，但我们非为考据而考据，只期其实用，故反而不关紧要，不必一一及之。

三、《神农本草经》的读法

《神农本草经》所记载诸药的效用，是相当朴素的，是古代劳动者，包括医药学家们长期与疾病做斗争的最珍贵的记录。我们必须十分珍惜这一份可贵的遗产，认真学习，反复验证，反复总结，从而不断地整理提高，更好地掌握这些药物的疗效，为保障人民的健康而努力。为此，我提出以下阅读《神农本草经》的几点意见。

1. 批判地继承

前面已经谈到《神农本草经》是古代劳动人民医疗实践珍贵的记录，但在历史发展过程中，却不幸被道家玄学者掺入一些不符合实际的邪词妄说。即以《神农本草经》中"上药120种，多服、久服不伤人"为说，在三品诸药里，具有"久服、多服"明文的有150余种。除上品外，中品亦达20种以上，即下品铅丹、莨菪子等，也说能"多服、久服"。使非道家妄倡神仙服饵之说，实无法为之解释。又如《神农本草经》中"耐饥长年""轻身不老""延年神仙"诸语，在在皆是。人参、地黄之类，固无论矣，即硝石、龙胆、水银、莨菪诸药，亦复云云。尤其玉石诸品，其言"通神明""不老""轻身飞行千里仙"等等，实难令人置信。因为炼丹家主要是用金石药，他们对金石药的夸大便不惜费辞了。这些内容如果不批判，信以为真，则《神农本草经》真是用不着读了。

2. 做适当的校勘

由于《神农本草经》一书的辗转播迁，屡经损益，朱书墨字，黑文白文，其间的混糅舛错，不知凡几。所以从来辑《神农本草经》的，都做了一些校勘工作，因不经雠校，实无从辨其伪误异同之所在也。但是，因受到时代条件的限制，古之校勘的目的和方法，只在如何恢复《神农本草经》的旧观，我们今日作校勘则反之，目的是在正确药物的名称、品种和效用，使之能更好地运用于临床。例如"著实"，诸本均作"薯实"，只有从陶弘景注、苏敬注中看出是"著"字，便应该正之为"著实"，而不能任其以讹传讹下去。又如"丹雄鸡"诸本均无"肉"字，惟《备急千金要方》作"丹雄鸡肉"，此品名之应校正者也。又如"橘柚"的主治，诸本均作"主胸中瘕瘕满逆"，《备急千金要方》作"去口臭"为是，以橘柚辛温，并非去热之品，其气芳香，优于化浊，故能除口臭。又如"石蜜"的主治，诸本均曰"止痛解毒"，惟《备急千金要方》作"止腹痛，解百药毒"，则石蜜的功效愈显著而具体，此效用之应勘正者也。经过这样的校勘，品名因之而正，效用因之而显。惟不能为校勘而校勘，日人森立之氏所作的《本草经考异》，其校勘工夫本也不坏，只是有为校勘而校勘这样一个缺点。如"松萝"的主治云："止虚汗头风。"本是对的，但他据《新修本草》校为"出头风"，反而不对了。又"蘖木"主治云："主女子漏下赤白，阴伤蚀疮。"也是对的，但他据万历本校为"漏下赤白，阴阳蚀疮"，反而不对了。如此做校勘，正所谓"非徒无益，而又害之"也。

3. 精读"序录"

"序录"13条，实为治本草学最基本的知识，应该精细地阅读，深得其义而后已。正如张志聪所说："后人纂集药性，不明《本经》，但言某药治某病，某病须某药，不探其原，只言其治，是药用，非药性也。知其性而用之，则用之有本，神变无方。"（《本草崇原·序》）张志聪颇注意药性，较之仅知药用者要高明一些，所以他在《侣山堂类辨》中所论的"本草纲领""药性形名""草木不凋""四气逆从"等，亦无非是阐发药性而已。若"序录"，除总述药性外，从采集到配伍、服用，无所不包。若弃而弗治，仅斤斤于个别药品的作用，不仅为张志聪所讥，亦且无从入本草学之门。惟"序录"词简而意深，故陶弘景之按语，李时珍之集注，均必须参阅。陶氏按语今载《证类本草》中，李氏集注则见《本草纲目》卷一。至寇宗奭的《本草衍义》前三卷载有"衍义总叙"三篇，亦为研习"序录"最好的读物，不可忽视。

4. 精选注本

《神农本草经》所记载诸药，有着悠久的历史，是通过长期的临床应用，反复地进行经验总结，然后笔之于书，流传后世，故用之无不验。但是，只知其然而不知其所以然，运用时便有很大的局限。要明其所以然之理，便不能不借助于古代诸家的注本。

注《神农本草经》的颇不乏人，惟明代海虞缪希雍著的《本草经疏》，实为注本中的佼佼者。《本草经疏》凡30卷，注疏药物400余种（包括《名医别录》诸品），于每一药物的效用，均朴实而详尽地说明其所以效之理，不涉玄渺，不为肤浮，而又考之成方，以尽其变，附之简误，以知其忌，持论允当而条理明晰，是则是而非则非。例如，其中注"滑石"云："滑以利诸窍，通壅滞下垢腻，甘以和胃气，寒以散积热。甘、寒、滑利以合其用，是为祛暑散热、利水除湿、消积滞、利下窍之要药。《本经》用以主身热、泄澼、女子乳难，荡胃中积聚寒热者，解足阳明胃家之热也。利小便癃闭者，通膀胱，利阴窍也。其曰益精气，久服轻身，耐饥长年，此则必无是理矣。"（《本草经疏》卷三）徐灵胎则曰："益精气，邪去则津液自生，久服轻身，耐饥长年。通利之药，皆益胃气，胃气利，则其效如此。"（《神农本草经百种录》）徐灵胎这样毫不批判地"尊经"，曲为谬解，则不如缪希雍远甚。缪氏既肯定滑石的效用，并明其效用之所以然，复批判其"益精气"诸说之非，以杜后来者的盲从。最后缪希雍还提出"若因阴精不足内热，以致小水短少、赤涩，或不利，烦渴身热，由于阴虚火炽水涸者，皆禁用"。这样严别是非，尤足以警示后人的歧误。缪氏所疏每一药品的内容，无不如此。尤其一、二两卷有 30 余篇专论，均为治本草学的必具知识，不仅足补《神农本草经》"序录"之不足，其中有独特发挥者亦不少。如能仔细地循序读之，必获益无既，洵非阿好也。

他如张璐的《本草逢原》四卷，从诸家方治以佐证《本经》诸品效验之理；张志聪的《本草崇原》三卷，从五运六气以阐发药品性味之宜；邹润安的《本经疏证》十二卷、《本经读疏》六卷、《本经序疏要》八卷，本《伤寒》《金匮》《千金》《外台》诸方治，反复究诘诸药治验之所以。凡此都是注释《神农本草经》各有成就者，各取其所长，以补《本草经疏》之不逮斯可也。

5. 熟背经文

《神农本草经》的文字，除去"延年不老"一类的修炼家术语外，其治验部分的记载，均朴实无华，尤宜熟读烂背，临床运用时，斯有左右逢源之妙。为了便于诵读和记忆，可以把经文编为韵语。璧山黄宝臣（名钰）著有《本草便读》、常州张兆嘉（名秉成）著有《本草便读》等，都可以帮助大家诵读。他如钱塘陆文谟的《本草诗》、吴县朱东樵的《本草诗笺》等，音韵文字虽美，其奈去《神农本草经》远甚，故非理想的读物也。

　　《伤寒论》是中医辨证施治较有系统的书，是后汉张仲景的杰著。学习中医，必须要读《伤寒论》的重要意义已经为大家所熟知了，但是究竟如何阅读才好？我想从以下几方面谈一下，仅供初学《伤寒论》者参考。

一、《伤寒论》选本

　　一般读《伤寒论》的，往往都是读注本的多，很少有从《伤寒论》白文本着手的。其实读《伤寒论》白文是研究《伤寒论》的关键，不应该忽略。因为白文本是仲景《伤寒论》的基本面貌，各家注本于《伤寒论》的本来面目，或多或少都有所改变了。当然，所谓白文本，亦只是指北宋林亿等的校刊本而言，除了林校本而外，我们不可能再看到更接近仲景原论的白文本了。北宋刊本，亦为稀世之珍，国内还没有访到是否有这个本子的存在。其次是明代赵开美的翻刻宋本，据《经籍访古志补遗》说："此本为仲景全书中所收，曰翻刻宋版，其字面端正，颇存宋版体貌，盖伤寒论莫善于此本。"可惜这个刻本，亦流传甚少，不易购得。

　　下列几个本子，还不失为《伤寒论》白文本的善本。第一是民国元年武昌医馆刊本，其次是民国十二年恽铁樵托商务印书馆的影印本，又其次是民国二十年上海中华书局的影印本。这三个本子都是据赵氏翻刻本而校刊或影印的，在古旧书店时或可以买到。1955年重庆人民出版社发行的《新辑宋本伤寒论》，也是据赵刻本排印的，1959年又增附索引发行，仍不失为较好的白文本，只是删节去原本的辨脉法、平脉法、伤寒例、辨痉湿暍病脉证、辨不可发汗病脉证并治、辨可发汗病脉证并治、辨发汗后病脉证并治、辨不可吐、辨可吐、辨不可下病脉证并治、辨可下病脉证并治、辨发汗吐下后病脉证并治等12篇，以及三阴三阳各篇篇首所列诸法条文，可以称作《伤寒论》的白文节本。

二、《伤寒论》选注

注解《伤寒论》的，从宋至今，不下400余家，要想尽读这些注本，既不可能，亦没有这个必要。但是较好的注本，不仅有助对《伤寒论》的理解，还足以启发我们的思路。因此，在阅读了白文之后，选几家较好的注本来看，这是非常必要的。兹选列数家如下，以供参考。

1.《注解伤寒论》

《注解伤寒论》，宋聊摄成无己注，书凡10卷，这是通注《伤寒论》的第一部书。汪琥说："成无己注解《伤寒论》，犹王太仆之注《内经》，所难者惟创始耳。"的确，没有蓝本可凭，而要注释这样一部经典著作，是不太容易的事。成氏注的最大特点基本是以《内经》为主要依据。仲景在自序里曾说："撰用《素问》《九卷》。"而一般也认为仲景《伤寒论》是在《内经》的基础上发展起来的，读了成氏注，更可以清楚地意识到这一点。如《伤寒论》说："凡用栀子汤，病人旧微溏者，不可与服之。"成注以《素问·标本病传论》作解云："病人旧微溏者，里虚而寒在下也，虽烦，则非蕴热，故不可与栀子汤。《内经》曰：先泄而后生他病者，治其本，必且调之，后乃治其他病。"这的确是治病的标本先后问题，旧微溏、里虚证是本病，栀子豉汤证是标病、新病。里虚者，需先温其里，这既是《内经》治病求本的精神，亦是仲景丰富经验的体现。又如《伤寒论》说："脉浮紧者，法当身疼痛，宜以汗解之。假令尺中迟者，不可发汗。何以知之然？以荣气不足，血少故也。"成注云："《针经》曰：夺血者无汗。尺脉迟者，为荣血不足，故不可发汗。"凡此都说明仲景运用《内经》理论于临床是非常娴熟的。尽管在《伤寒论》的文字中，很难看到仲景引用《内经》的文献，一经成氏注释，则知仲景立法，往往以《内经》为依据。足见仲景所说"撰用《素问》《九卷》"完全是有来历的。因此可以说，如果善读成氏《注解伤寒论》，实足以启发我们更好地运用《内经》理论于临床。成氏于晚年还著有《伤寒明理论》四卷，反复分析发热、恶寒等50种病变表现的性质，亦大足以启迪临床辨证的思考方法，很值得一读。

2.《尚论篇》

《尚论篇》，清西昌喻嘉言著，书凡4卷，本名"尚论张仲景伤寒论重编三百九十七法"。喻氏书是以明代方有执的《伤寒论条辨》为依据而著的。《尚论篇》立论要点有三：首先驳正王叔和叙例，认为多属不经之语；其次是从仲景397法中循其大纲细目，分别厘定；再次是指出《伤寒论》是以冬月伤寒为大纲。《伤寒论》六经中以太阳一经为大纲，太阳经中又以风伤卫、寒伤营、风寒两伤营卫为大纲，因而喻氏把《伤寒论》原文重新作了如下的调整：凡风伤卫证列于太阳上篇，寒伤营证列于太阳中篇，风寒两伤荣卫证列于太阳下篇；太阳阳明证列于阳明上篇，正阳明证列于阳明中篇，少阳阳明证列于阳明下篇；合病、并病、坏病悉附入少阳篇；据腹之或满，或痛而当下、当温者列于太阴篇；凡本经宜温之证列于少阴前篇，凡少阴经传经热邪正治之法列于少阴后篇；凡肝肾厥热进退诸法列于厥阴篇，并以过经不解、差后劳复、阴阳易诸病悉附入之。总之，喻氏是持"错简论"而治《伤寒论》的中心人物，前继方有执，后启张璐、黄元御、吴仪洛、周禹载、程郊倩、章虚谷诸家。把《尚论篇》阅读了，诸家之说，便可一以贯之。

3.《伤寒论集注》

《伤寒论集注》，清钱塘张志聪著，书凡 6 卷，是张志聪晚年的定本，未曾完稿，便即死去，后来是由高士宗完成的。张志聪认为，王叔和叙例自称热病，证候既非，条例又非，大纲与本论且相矛盾，便削去了叔和叙例。张志聪又以成无己阐发风伤卫、寒伤营之说，而以脉缓、脉紧、恶风、恶寒、有汗、无汗等，分列桂枝、麻黄两大证，与风寒两感、营卫俱伤的大青龙证，鼎足而三诸说，为始差毫厘，终失千里，反足以蒙蔽仲景之学，不足为训。张志聪尤其认为六经编次，自有条理贯通，不容妄为诠次。这一点是和喻嘉言等持"错简论"一派的观点完全相反。张志聪把六经诸篇 398 条，按照原本次序分作 100 章，自为起迄，各具精义，决不能把《伤寒论》当作断简残篇，遽然予以条例节割，应该是拈其总纲，明其大旨，从汇节分章，使其理明义尽而后已。

至其张志聪治《伤寒论》的主要学术思想，期在阐明人体"经气"的变化。张志聪认为三阴三阳、六经六气，在天地之间有，在人体之中亦有。无病则六气运行，上合于天；外感风寒，便以邪伤正，始则气与气相感，继则从气而入经。懂得"经气"的道理，从而读《伤寒论》便能因证而识正气之出入，因治而知经脉之循行。张志聪的这个主张，又经张锡驹的继续发挥，陈修园的不断宣扬，于是张志聪便成为维护伤寒旧论一派的中坚人物，并且对后学的影响很大。

4.《伤寒来苏集》

《伤寒来苏集》，清慈谿柯韵伯著，书凡 8 卷，包括《伤寒论注》四卷、《伤寒论翼》二卷、《伤寒论附翼》二卷。柯韵伯认为，《伤寒论》经王叔和编次后，仲景原篇不可复见，章次虽或混淆，距离仲景面貌还不甚远。而方有执、喻嘉言等重为更订，是于仲景愈离愈远。惟《伤寒论》里既有太阳证、桂枝证、柴胡证等说法，必然是以辨证为主的，要想把《伤寒论》的理论更好地运用于临床，最实际的就是掌握其辨证的方法。因此，柯韵伯主张不必孜孜于传仲景旧论的编次，更重要的是传仲景辨证的心法。例如太阳篇，柯氏分列了桂枝汤证、麻黄汤证、葛根汤证、大青龙汤证、五苓散证、十枣汤证、陷胸汤证、泻心汤证、抵当汤证、火逆、痉湿暑等 11 证类。如桂枝汤证里汇列有关的凭脉辨证 16 条，桂枝坏证 18 条，桂枝疑似证 1 条，相关桂枝证的 18 方，如桂枝二麻黄一、桂枝加附子等汤统列于此；麻黄汤证里汇列有关麻黄汤脉证 14 条，麻黄汤柴胡汤相关脉证 1 条，汗后虚证 8 条，麻黄汤变证 4 条，相关麻黄汤证 5 方，如麻黄汤、麻杏甘石汤等统列于此。其他诸证，亦无不按此类分条列。这就是柯氏以证为主，汇集六经诸论，各以类从的方法。他这样分篇汇论，挈纲详目，证因类聚，方即附之，对于临证来说，是比较适用的。同时柯韵伯在《伤寒论翼》里将全篇大法、六经病解、六经正义，以及合病、并病、风寒、温暑、痉湿等问题，都做了系统的分析，足以启发学思不少。章炳麟氏谓柯韵伯"能识《伤寒论》大体"，就是指这几篇议论而说的。后来徐灵胎著《伤寒论类方》，也是以方类证。不过，徐灵胎与柯韵伯有所不同：韵伯分经类证，以方名证；徐灵胎则以方分证，方不分经。这两种方法，在临证时都有现实意义。

5.《伤寒贯珠集》

《伤寒贯珠集》，清长洲尤在泾著，书凡 8 卷。全书各篇分立正治法、权变法、斡旋法、救逆法、类病法、明辨法、杂治法等，为其组编的骨干。如太阳篇分作太阳正治法、太阳权变法、太阳斡旋法、太阳救逆法、太阳类病法五章。其他阳明、少阳、三阴诸篇亦无不如此辨治立法分条。如治伤寒者，审其脉之或缓，或紧，辨其证之有汗、无汗，从而用桂枝、麻黄等法汗以解之，这是正治法；顾人体有虚实之殊，脏腑有阴阳之异，是虽同为伤寒之候，不得迳用麻、桂法，必须考虑到小建中、炙甘草、大小青龙等方，这是权变法；治疗中常常发生"过"与"不及"的流弊，或汗出不彻，或汗多亡阳，因而又有"更发汗"以及"温经"等法，这是斡旋法；不幸而误治，或当汗而反下，或既下而复汗，致成结胸、协热下利等证，于是乎有大小陷胸汤、诸泻心汤等方法，是为救逆法；太阳受邪，绝非一种，如风湿、温病、风温、中暍等，形与伤寒相似，治则不能雷同，而有麻黄汤、白术汤、瓜蒂散、人参汤、白虎汤等方治，这是类病法。尤氏是通过临床实践，从《伤寒论》条文中体会出仲景的种种立法的，使人便于掌握，实有惠于后学不少。

三、《伤寒论》阅读方法

《伤寒论》是理论密切联系实践的，把辨证施治的方法贯穿在理、法、方、药之中的，最有系统、最有条理的著作，因而它是学习中医学的必读文献。我这里所谓"读"，必须是读得烂熟，最低限度要能背诵六经条文。初读的时候，最好用白文本，不要用注本。例如谈到桂枝汤证，便能把前后有关桂枝汤证的条文都能列举出来；谈到麻黄汤证，便把有关麻黄汤证的条文都能列举出来。这才基本是熟读了。

熟读之后，再来细细地研读注本。前面所列举的几个注本，是最起码的。如研读"成注"有心得，能帮助我们把《内经》中许多理论与《伤寒论》联系起来，学习张仲景如何运用《内经》理论于临床。于研读"成注"之后，再研读"张注"，读"张注"时，其中的凡例、本义最不要疏忽，因为从中可以了解张志聪的主要学术思想。最好是能按照他所分的 100 章，扼要地写出提纲来，这样有助我们对《伤寒论》进行全面的分析。读"张注"后再读"喻注"，"喻注"是以 397 法和三纲分立说为基础的。无论我们同不同意他的分类方法，但三阴三阳、风寒营卫等，是研究《伤寒论》的基本问题，我们可以取其经验，更好地来理解和研究这些问题。读"喻注"后再读"柯注"，读"柯注"应先读他的《伤寒论翼》部分，因为这部分是研究《伤寒论》的基本问题的，尤其是"全论大法""六经正义""风寒辨惑"三篇，最关紧要。从这里识得大体以后，再阅读他的《伤寒论注》部分，不仅易于深入，对我们辨识伤寒方证的关系也很有好处。读"柯注"后再读"尤注"，"尤注"以研究《伤寒论》的立法为主，领悟其阐述《伤寒论》确立治法的所以然，足以启迪我们临证立法施治之机。

我之所以介绍这几个注家，并不是说他们可以概400余注家之全，而是从"成注"以溯仲景学术思想之渊源，从"张注"以识《伤寒论》之立论大法，从"喻注"以辨阴病、阳病传变之奥，从"柯注"以察辨证立方之微，从"尤注"以判施治立法之所以。这几个方面都下了一定的工夫，庶几可以比较全面地了解《伤寒论》辨证论治的法则，对于指导临床实践也有一定帮助。

当然，《伤寒论》各个注家之间，有许多不同看法，甚至还有相互排斥、相互非议的地方，可以不必过于追究这些问题，而是取其各家之长，弃其各家之短。取长弃短的唯一标准，亦以能通过临证实践的检验为指归。如成无己注"衄家不可发汗，汗出必额上陷脉急紧，直视不能眴，不得眠"一条说："衄者，上焦亡血也。若发汗，则上焦津液枯竭，经络干涩，故额上陷脉急紧。诸脉者皆属于目，筋脉紧急，则牵引其目，故直视不能眴。眴，瞬合目也。《针经》曰：阴气虚则目不瞑，亡血为阴虚，是以不得眠也。"对其中的"额上陷脉急紧"，一般注家均解释为"额上陷，脉紧急"，这不仅是临证时所未曾见，于理亦难通，深藏内在的经脉，称为"陷脉"，《内经》固有此说也。又成无己注解栀子豉汤方说："酸苦涌泄为阴，苦以涌吐，寒以胜热，栀子豉汤相合，吐剂宜矣。"这里成氏虽依据《内经》为说，诸家亦不乏同意成氏之说者，但临证时用栀子豉汤，从未发生涌吐反应。前者成氏之说，和者无多，但理足事明，我们取之；后者成氏之说，虽注家多有和者，但非临证事实，我们弃之。不阿其所好。

第五讲 如何学习《金匮要略方论》

一、《金匮要略方论》的源流及其与《伤寒论》的关系

《金匮要略方论》和《伤寒论》齐名，都是汉代张仲景的杰出著作，其实仲景在《伤寒论自序》（原名《伤寒卒病论集》）里仅说："为伤寒杂病论合十六卷"，并没有提到著《金匮》。但现行《伤寒论》不仅无杂病，卷数亦只有 10 卷，这是什么道理呢？

宋代郭雍曾解释道："问曰：伤寒何以谓之卒病？雍曰：无是说也。仲景叙论曰：'为伤寒杂病论合十六卷。'而标其目者，误书为'卒病'。后学因之，乃谓六七日生死人，故谓之'卒病'，此说非也。古之传书怠惰者，因于字画多省偏旁，书字或合二字为一，故书雜为'杂'，或再省为'卒'。今书'卒病'，则'杂病'字也……今存伤寒论十卷，杂病论亡矣。"（《伤寒补亡论》）

郭雍这话是很有道理的。仲景既言"合十六卷"，当然是合并《伤寒论》《杂病论》二者而言，单是《伤寒论》则无所谓"合"了。的确，仲景合《伤寒论》《杂病论》为一的十六卷原本，早已经亡失了。所以《隋志》注引《梁七录》仅有《张仲景辨伤寒十卷》，这就是《伤寒论》亡后的十卷单论本，《唐书·艺文志》尽管仍载有《伤寒卒病论》十卷，只是"名存实亡"而已，因六卷《杂病论》已然不存在了。

仲景的十六卷原本虽早已经亡失了，但到了宋仁宗时代，却发现一部十六卷的删节本，叫作《金匮玉函要略方》，是一位翰林学士叫王洙的在馆阁里发现的。这书约分为三卷，上卷论伤寒、中卷论杂病、下卷载方药及疗妇人病诸法。林亿等校印医书时，认为此书论伤寒的部分过于简略，不如十卷本（即《伤寒论》现行本）详细，便从中卷论杂病以下到服食禁忌共 25 篇，略加校订，仍然分做三卷，去掉"玉函"二字，更名为《新编金匮要略方论》，这就是《金匮要略方论》这部书的由来。说明此书虽非六卷本之旧，但仲景《杂病论》的基本精神还是存在其中的。

二、《金匮要略方论》的基本内容

《金匮要略方论》全书共 25 篇，如按照次第编号，共计 608 条，分别叙述了 44 个病证，各病共列 226 方，另有附方 28 首。《金匮要略方论》的概况如此，其具体内容分述如下。

第一篇"脏腑经络先后病脉证"。此篇可说是全书的绪论，这里提出了内因、外中、房室、金刃、虫兽伤等致病的因素，望、闻、问、切等诊察疾病的方法，以及"治未病"的施治大法等。其中尤以叙述诊察疾病的内容最为丰富，很值得深入地学习。

第二篇"痉湿暍病脉证治"。此篇叙述痉病、湿病、暍病的辨证论治大法。痉病分刚、柔而治；湿病分湿痹、寒湿、风湿三类，而分别用分利、温里、温散诸方；暍病治以养阴、祛暑为主。

第三篇"百合狐惑阴阳毒病脉证治"。此篇提出"以阴救阳""以阳救阴"为治疗百合病的原则；狐惑病则分上蚀、下蚀而治；阴阳毒由于毒邪蕴蓄，故总以解毒为主。

第四篇"疟病脉证并治"。此篇首言疟疾的基本脉证，次则分述疟母、瘅疟、温疟、牡疟的证治。

第五篇"中风历节病脉证并治"。此篇论治中风须辨中络、中经、中腑、中脏之不同；历节病总由肝肾两虚，复伤风湿而成；并附及冲心脚气的疗法。

第六篇"血痹虚劳病脉证并治"。此篇统述潜阳、培中、补阳土、壮真阳、养阴敛肝、缓中补虚、扶正祛邪等治疗虚劳诸大法；血痹病亦由内伤而被微风，故附及之。

第七篇"肺痿肺痈咳嗽上气病脉证并治"。此篇论肺痿病燥热伤津，而有肺冷、气逆之分；肺痈病因于热伤血脉，总以排脓、泻热为主；咳逆上气病，则有虚、实、痰、气、水、饮、热之别，便当随证治之。

第八篇"奔豚气病脉证治"。此篇概述奔豚因惊而发，当分肝气、肾气、寒郁三证而治。

第九篇"胸痹心痛短气病脉证治"。此篇提出阳虚于上是胸痹、心痛、短气病的主要原因，其变化则有阳虚气滞、气滞痰盛、痰挟水气、饮邪兼痰、阳虚湿盛、寒盛气结、寒湿阳衰等的各别。

第十篇"腹满寒疝宿食病脉证治"。此篇讨论了腹满病气滞、热实、里实、表里两实、阴虚阳盛诸证的治法；寒疝病虚寒、郁积、寒饮、血虚、表里寒邪诸证的治法；宿食病的上涌、下泻两种疗法。

第十一篇"五脏风寒积聚病脉证并治"。此篇列叙肝、心、脾、肺、肾、三焦诸脏中风、中寒的证治。中风病多为阳证、实证；中寒病多为阴证、虚证；积聚则以"始终不移"和"发作有时"作为鉴别。

第十二篇"痰饮咳嗽病脉证并治"。此篇凡叙饮证有痰饮、悬饮、溢饮、支饮、心水、肺水、脾水、肝水、肾水诸证之分，辨证则有阳虚、里寒、寒热夹杂之别，论治则有利小便、逐水、泻下、降气利水、平水逆、发汗诸法之各异。

第十三篇"消渴小便不利淋病脉证并治"。此篇论消渴病在厥阴，而为卫气营竭所致，治疗则以肾气丸为主；淋病多为阴虚血热，禁用汗法；小便不利病，则有胃热和停水之别。

第十四篇"水气病脉证并治"。此篇分辨五脏水、风水、皮水、里水、黄汗诸病，而有表证、里证、里寒证、为阳虚、为里热、为阴阳两虚、在气分、在水气、在血分的区分，当各随证而治之。

第十五篇"黄疸病脉证并治"。此篇总的提出黄疸多为风痹瘀热所致，并有谷疸、酒疸、女劳疸不同的病证，治法虽以利小便为主，但亦当分辨里热、湿热、表虚、里虚、寒湿、燥证、半表半里证的不同而予以不同的治疗。

第十六篇"惊悸吐衄下血胸满瘀血病脉证治"。此篇论惊悸应分水邪、水饮两证而治；至于衄血、吐血、下血的论治，虽当各究其因，但总以不发汗为宜。

第十七篇"呕吐哕下利病脉证治"。此篇介绍呕病当分热湿、里虚、虚寒、阳衰阴盛、水阻气滞诸证而治；吐病则有虚寒、停饮、胃弱、胃热的不同；哕病亦有里实、气滞、虚热之分；下利也有阳虚、里实、里寒、里热、寒湿、气利、兼表诸证的各别。

第十八篇"疮痈肠痈浸淫病脉证并治"。此篇论疮痈应分辨前、后期而治，前期宜表散，后期毋伤血；肠痈当以有热、无热、脓成、脓未成而施治；浸淫疮首当分辨顺、逆，从口流向四肢为顺，从四肢流来入口为逆。

第十九篇"趺蹶手指臂肿转筋狐疝蛔虫病脉证治"。此篇论趺蹶为寒湿在下；手臂肿为风湿在上；转筋多由津燥；狐疝总属阴证；蛔病常因于脏寒。明乎此，则治有其法矣。

第二十篇"妇人妊娠病脉证并治"。此篇分别叙述了妊娠脉法，妊娠恶阻，以及漏下、胎寒、腹痛、尿闭诸证和养胎方法。

第二十一篇"妇人产后病脉证治"。此篇略述产后痉病、郁冒、大便难、腹痛、中风、呕逆、下利等7证的病变和治法。

第二十二篇"妇人杂病脉证并治"。此篇略述热入血室、痰饮、脏躁、虚冷、带下、瘀血、腹痛、转胞、阴中寒、阴蚀、阴吹等11种妇人常见病证的病变和治法。

第二十三篇"杂疗方"，第二十四篇"禽兽鱼虫禁忌并治"，第二十五篇"果实菜谷禁忌并治"，这三篇统为杂疗食养方，其中无可讳言夹杂有迷信色彩，但亦有部分仍是实用的，不能一概加以否定。

三、《金匮要略方论》的选本和选注

1. 选本

《金匮要略方论》的白文本，国内能见到的有：杨守敬跋的元刊本，但流行甚少；明吴勉学校刻的《古今医统正脉》本，商务印书馆据此排印，题名为《新编金匮要略方论》，中华书局亦据此排印的《四部备要》本，题名为《金匮玉函要略方论》；明万历间赵开美校刊的《仲景全书》本，人民卫生出版社影印的单行本即据此；明俞桥刊本，商务印书馆曾据此影印为《四部丛刊》本，题名《新编金匮要略方论》，日本曾有仿俞本刊行，清光绪间成都邓崇文斋的《仲景全书》即据日仿俞本重刻者；康熙间尚有文瑞堂的癸亥刊本；宝编堂的辛丑刊本。以上诸刻，都是比较著名的善本。目前要买这些原刊本，也是不太容易的事，不得已而求诸次，以我的涉猎来看，商务印书馆和中华书局所排印的《医统正脉》本，都是较好的，因两书的校勘工作都做得不错，错误的地方比较少，很可以做我们的阅读本。惟人民卫生出版社影印的赵开美本，虽经校勘，而存在的错误还不在少数。本来赵开美的原刻也就不太高明，所以就难免不存在错误了。如风引汤方的"日数十发"，误为"日数十后"；乌头汤的"乌头"，误为"乌豆"；"九痛丸治九种心"下脱"痛"字；"血痹虚劳"误为"血痹血劳"等。这些都是一看而知其为错误的，但出版者并没有把它勘正。所以我认为这本书给予初学者做读本，是不适合的。

2. 注本

注《金匮要略方论》的远不如注《伤寒论》的多，但从明初赵以德的《金匮方论衍义》开始，包括日本人的著作在内，亦有 70 余家。要想把这 70 多家注本都能阅读一遍，亦非一般人所能办到。其中有的是流传较少，不易看到。如赵以德的《金匮方论衍义》三卷本、张志聪的《金匮要略注》四卷本等，我亦仅见到收藏家的手抄本而已。当然，无论大小注家，总有他的特点，有他的独到之处，能普遍过目一遍，自是好事，如不可能，还是只有尽先选择其善者而精读之，再逐渐地旁搜远涉，较为妥当。兹就管见所及，介绍几部较有精义与发明，而又容易买到的注本如下。

《金匮玉函经二注》，书凡 22 卷，明初赵以德衍义，清吴门周扬俊补注。赵氏的《衍义》流传甚少，惟从周扬俊据《衍义》补注成为《二注》刊行后，知道赵氏《衍义》的人才逐渐多了。赵氏《衍义》本着仲景撰用《素问》《九卷》之旨，往往引据《内经》里的理论来阐发《金匮》各篇的精义，这和成无己的《注解伤寒论》颇有类似之处。所以周扬俊谓赵氏是"本轩岐诸论，相为映照"（《金匮玉函经二注》周氏自序），这完全是正确的。因而阅读赵氏的《衍义》，可以帮助我们如何运用《内经》理论于临证实践。至周扬俊的《二注》，则多本于喻嘉言，喻氏为清初治仲景学的佼佼者，故其发为议论，每多精辟的地方。研究《金匮》如能从这《二注》入手，对于许多病证的理解，以及辨证的分析，都大有裨益。本书的刊本较多，较好的有清康熙二十六年丁卯刻本、道光十二年壬辰刻本、道光十八年戊戌吴郡经义斋刻本等。1958 年上海卫生出版社据《中国医学大成》仿宋字本复印发行，亦清晰可读，较之 1915 年上海校经山房的石印本为优。

《金匮要略心典》，书凡 3 卷，清吴门尤在泾集注。尤氏初非有意注此书，只是平日研习时，随心所得，笔之于书，10 年之间，积久成帙，所以名之曰"心典"。尤氏之注，既不费辞，又颇能深入浅出。例如：他注"见肝之病，知肝传脾"一段云："见肝之病以下九句，是答上工治未病之辞。补用酸三句，乃别出肝虚正治之法，观下文云'肝虚则用此法，实则不在用之'可以见矣。盖脏病惟虚者受之，而实者不受，脏邪惟实则能传，而虚则不传。故治肝实者，先实脾土，以杜滋蔓之祸……此仲景虚实并举之要旨也。"许多注家都把"肝传脾"的肝实证，与"补用酸"的肝虚证混为一谈，独尤氏认为"肝传脾"的肝实证，已在"惟治肝也"句终了，"肝虚则用此法"，仅指"补用酸"三句而言。这样虚虚实实，便清清楚楚了。尤氏着墨不费，其深入浅出，往往如此。徐灵胎对尤氏《心典》评价说："条理通达，指归明显，辞不必烦，而意已尽，语不必深，而旨已传。"这评价还是较确切的。《金匮要略心典》主要有雍正十年壬子遂初堂刻本、同治八年己巳陆氏双白燕堂刻本、光绪七年辛巳崇德书院刊本、宣统元年己酉成都同文会刻本。

《金匮要略方论本义》，书凡3卷，清柏乡魏荔彤释义。注《金匮》而议论风生，发明最多的，要算这本书了。例如魏荔彤解释虚劳说："虚劳者，因劳而虚，因虚而病也。过于动而阳烦，失静而阴扰，阴日益耗，而阳日益盛也。既云劳而虚矣，则劳必有一定之外因，而虚亦必有一定之内因。五劳七伤，皆耗其脏中真阴，生其脏中邪热，于是邪实而精夺，遂成虚劳之病矣。"他指出了"虚"的病因由于"劳"，病"虚"而后又有阳烦、阴扰之别。既要识"劳"之外因，尤要辨"虚"之内变；既要辨精气之虚，也要辨邪气之实。对疾病的如此层层深入细辨，注《金匮》诸家中，实难有与其匹者。此书注其他诸病，莫不如此。

以上三个注本，各有其特点，读《金匮玉函经二注》可以丰富我们的基本理论，读《金匮要略心典》可以扼要地掌握各篇的内容实质，读《金匮要略方论本义》可以启发我们深入地分析疾病的方法。把这三个注本都了然于心，可以说深入到仲景的堂奥了。但是这三部书有一个共同的缺点，它们都把"杂疗方"以下三篇删节不注，其实这三篇中亦有一部分仍是有实用价值的，不妨可参阅日人丹波元简廉夫所著的《金匮玉函要略辑义》，亦可选择地吸收其合理的部分。

四、《金匮要略方论》的阅读方法

《金匮要略方论》是记载杂病治疗的著作，既有理论又有临床，是最切合实用的书，如有条件，把第 1 篇至第 22 篇的 400 条，最好能做到背诵如流的程度。和《伤寒论》的条文一样，《金匮要略方论》的每一条都有"辨证论治"的具体内容，能把这些内容背得烂熟，临证时才能左右逢源，俯拾即是。如果背不得，或者背不熟，运用时便比较困难，甚至根本用不到它，所以熟背是头等要紧的事。

其次，不能仅如行云流水，一掠而过，要有较深刻的理解，不能望文生义。正如前面所举尤在泾理解肝实、肝虚两证一样，不仅是不蹈前人窠臼，而且还提出了新的见解，更重要的是"治肝实者，先实脾土，以杜滋蔓之祸；治肝虚者，直补本宫，以防外侮之端"这一论点，能指导临床，获得良好的效果。

例如第 362 条云："妇人怀妊，腹中疞痛，当归芍药散主之。"第371 条又云："产后腹中疞痛，当归生姜羊肉汤主之。"两条都云"腹中疞痛"，何以处治的方法如此悬殊呢？前条的"疞"字，读如"绞"，是肚子急剧的疼痛；后条的"疞"字，应读如"惆"，是肚子隐隐地疼痛。其痛而急剧者，是由水湿邪气犯侵营分，因而营血不和为痛，故用当归、川芎、芍药以和营，白术、茯苓、泽泻以除湿，水湿去而营血和，疼痛自然就消除了。其痛而隐微者，是由元阳不足、营血虚寒所致，故用当归以温经，羊肉以补虚，生姜以散寒，经温虚补，则寒去而痛止。如果以两条"疞痛"为一证，便不是仲景所谓"虚虚实实，补不足，损有余"的道理了。

又如第 280 条说：“从春至夏衄者，太阳；从秋至冬衄者，阳明。”顺文释之，似乎说春、夏衄血，皆在太阳；秋、冬衄血，皆在阳明。但临床事实告诉我们并不如此，怎样理解呢？此条主要在说明衄血是由于血热上腾的道理。即是说衄血病多由于热重，如春、夏季节较暖，纵然患太阳表热证，亦可能见衄血。相反，尽管秋、冬季节寒凉，若患阳明里热证，更是容易衄血了。这样于理论、于临床都说得过去，便不是徒作文字的解释而已。

《金匮要略》各篇，均以一个个独立的病症居多，要在全面理解的基础上，以各篇的病证为单位，进行系统地分析。

例如：第二篇包括痉、湿、暍三个病症，第 18 条到第 30 条都是在讨论“痉病”，这 13 条的内容包括痉病的原因、证候类型、诊断、治疗等问题；第 21 条的“太阳病发汗太多”，第 22 条的“风病下之”“复发汗”，第 23 条的“疮家”“发汗”，都是谈发汗过多津液受伤是招致痉病的主要原因；第 24 条“身热足寒、颈项强急、恶寒、时头热、面赤、目赤、独头动摇、卒口噤、背反张”，是谈痉病的主要临床表现；第 26 条的“按之紧如弦”，第 25 条的“反伏弦”，第 24 条的“脉如蛇”，是谈痉病的主要脉象。痉病的分类，主要有刚、柔之别；第 18 条所谓的“发热无汗反恶寒”，第 29 条所谓的“无汗而小便反少，气上冲胸，口噤不得语”，统为刚痉的病变表现；第 19 条的“发热汗出而不恶寒”，是柔痉的病变表现；关于痉病的治疗，第 28 条柔痉主用瓜蒌桂枝汤，以其能疏风、清热、润燥也；第 29 条刚痉主用葛根汤，以其既祛腠理之表实，复能生津液以滋筋脉也；第 30 条的燥热证主用大承气汤，是为急下存阴之法；至第 20 条所谓的“太阳病，发热，脉沉而细者，名曰痉，为难治”，第 27 条“痉病有灸疮，难治”，第 25 条“暴腹胀大者，为欲解”等是谈痉病两种不同的预后。其中“脉沉而细者”，为阴阳俱不足之象，痉病本已伤津，又加灸疮，其阴愈伤，其热愈炽，故两证的预后都属不良，而曰“难治”；痉病为伤津之极，腹常凹陷如舟，如果腹部渐渐胀大如常人，则为正气渐复之征，故其预后佳良，而曰"为欲解"。

经上述这样分析，便把原来散在、前后参差的条文系统化了，也就把仲景所叙述的痉病的内容系统地组织起来了。凡关于痉病的原因、证候、辨证、治疗、预后等等，都有了纲领可寻，也就对痉病从病因到治疗，有了较全面的认识。当然，从临床的实际运用来看，仲景所列的内容，并不十分全面，甚至还有不尽适合临床应用的地方，我们可以从而补充之、更正之。这就是既继承了仲景的学术，又将其发扬光大之的具体表现。

但也无可讳言，《金匮要略方论》的缺略处还是比较多的。如"五脏风寒积聚"篇，脾脏无中寒证，肾脏中风、中寒证均缺，他如"奔豚""惊悸"等篇的残缺，亦很明显。只要我们不"抱残守缺"，本着仲景"辨证论治"的精神，便能补其残而修其缺，我认为这是我们学习《金匮要略方论》必须具备的基本精神。

通过脉搏的变化可以测知人体内阴阳盛衰、邪正消长的变化，所以"切脉"是中医临床诊察疾病最主要的方法之一。但是，切脉并不是十分容易的事，正如王叔和所说："脉理精微，其体难辨，弦、紧、浮、芤，展转相类，在心易了，指下难明。谓沉为伏，则方治永乖；以缓为迟，则危殆立至。况有数候俱见，异病同脉者乎！"（《脉经·序》）前人在切脉方面积累了很多的宝贵经验和丰富知识，只要努力学习，而且学习得法，就可以达到"切脉动静"而"决死生之分"（《脉经·平脉早晏法》）的境界。究竟如何学习脉法呢？兹分三个方面来谈。

一、熟读《脉诀》

关于脉诀的书甚多，其中优劣不齐，能择其善者而读之，实大有益处。首先因其为韵语，便于诵习记忆，最适合于初学之人。其次是要而不繁，提纲挈领，实为治脉学入门的重要读物。因此初学脉法，选一部较好的"脉诀"来读，是很有必要的。脉诀书较好的我认为以高阳生的《脉诀》为最。

《脉诀》5卷（或作6卷，或作3卷），相传为六朝人高阳生（李时珍作五代时人）作。旧题王叔和撰，后人多辨其非，是也。《脉诀》的主要内容，由以下几个部分组成：①脉赋，是全书的总论，概述诊脉部位、四时休旺、辨脉疑似、脉证参合、妇人经产（脉）、诸种怪脉等；②诊脉候入式歌，凡三部定位、取脉手法、关分阴阳、脉象分辨等，均概括于其中；③五脏六腑脉歌，从藏象说到脉象的分辨和所主之证；④脉类，共分七表、八里、九道等三大类；⑤左右手诊脉歌，分叙两手头、中、末三指分诊三部之法；⑥诊生死顺逆歌，包括动数止代、形证相反、五行相克等；⑦察色观病候歌，既从全身总述，亦从五脏分叙；⑧妇人脉歌，主要畅叙妊、产两方面的脉候；⑨小儿脉，计生死候和外证诸脉；⑩诸杂病脉歌，有伤寒、阴阳毒等病多种。以上各门长短歌诀凡200余首，实为《脉诀》中之最丰富者。

非议《脉诀》的，往往怪其词俚而旨浅，竟望望然弃之。惟周学海对《脉诀》颇有恰当的评价，他说："作者之苦心，乃故作此浅鄙之词，不欲用《脉经》之深隐，使末学终无所问津焉耳。至其词有异于《脉经》，则又非无义，而不足为大病。何也？《脉经》且未尝尽合于古矣，岂惟《脉经》，即《难经》言四时脉状，且与《素问》大异矣。后人虽疑而辨之，卒不似排抵《脉诀》，直至欲取而焚之者。徒以《脉诀》文词浅鄙，易生轻侮耳。而孰知作者苦心，正在是哉！其私心之所得，临证之所见，确有异于古之所云，遂毅然恻然为后人告也。"（《脉诀刊误·序》）

周氏这样的评价是正确的，《脉诀》一书不仅概括了《脉经》中的主要内容，实亦有其独具心得的地方。例如浮脉诀云："按之不足举有余，再再寻之指下浮；藏中积冷营中热，欲得生精用补虚。"浮为表脉、阳脉，夫人得而言之"脏中积冷营中热"之浮，按之不足而举之有余，则诸大家均罕言之。里阴虚而脏中积冷，故按之不足；表阳盛而营中有热，故举之有余。独朱丹溪于此大有所悟，谓此乃阴不足阳有余之证，拟人参地骨皮散（人参、地骨皮、茯苓、知母、石膏、柴胡、生地黄、黄芪）为治。吾人用以治阴不足阳有余而脉浮发热者，殊屡屡效，以证《脉诀》所言，实有经验也。

自《难经》以降，寸、关、尺三部，已为持脉之大法，而24脉中，都能从寸、关、尺三部分辨的，舍《脉经》而外，实难多见。而《脉诀》中的三部辨脉，又无不各有所本。如浮脉诀所云："寸浮中风头热痛，关浮腹胀胃虚空，尺脉见之风入肺，大肠干涩故难通。"即系本之于《脉经》的"平三关病候并治宜"篇。"尺脉见之风入肺"一句，其义尤深，盖尺候腹中，《素问》之义也，浮为风，风阳入肺，传之于腑，大肠燥金之气，因而干涩。其他诸脉，亦无不如此分辨，于此足以说明《脉诀》所概括《脉经》内容最多，即指为《脉经》的通俗读物，亦无不可。

注解《脉诀》的亦有多家，而以元·戴启宗的《脉诀刊误》、明代张世贤的《图注脉诀》、清朝王邦傅的《脉诀乳海》三书，各具精义。戴氏书或释或辨，多据《内经》《难经》、仲景、叔和之言为证，颇委曲详尽，虽其所辨，不无过词，而于大义，则无不赅洽；张氏书既图解明析，复从阴阳五行之理以入说，平脉辨证之道以处方，能灵活运用之，足资启发；王氏书从《内经》《难经》以阐其义，证《脉经》以明所本，引据最博，说理亦透，并于河图洛书诸理，以及营卫循行之义，致力尤深，较戴、张两书，实有过之而无不及。能参看三家所注，斟酌取舍，自能循序以进矣。

二、精研《脉经》

《脉经》10卷，西晋王叔和撰，是仅存的最早的一部研究脉学的专著。据叔和自序说："撰集岐伯以来，逮于华佗经论要诀，合为十卷，百病根源，各以类例相从，声色证候，靡不该备。其王、阮、傅、戴、吴、葛、吕、张，所传异同，咸悉载录。"这说明，王叔和在当时对可能见到的有关谈"脉"的一些著作都有过搜集，整理后才著成《脉经》，《脉经》是具有总结性的一部很有价值的关于脉学的典籍。徐灵胎说："王叔和著《脉经》……其原亦本《内经》，而汉以后之说，一无所遗……其汇簇言，使后世有所考见，亦不可少之作也。"(《医学源流论·脉经论》)这个评价，是完全正确的。因此，我们研究脉学，如不从《脉经》打下基本功，甚或竟毕生不一览《脉经》，则犹无源之水，无根之木。我前面提倡熟读《脉诀》正是为了研习《脉经》，所以，精研《脉经》是学习脉法最紧要的一环。

《脉经》的主要内容如下：第一卷，叙述寸、关、尺三部分见24脉，以及五脏六腑、阴阳营卫所主、虚实顺逆疾病所起，及其将瘥难已诸候；第二、三、六三卷，阐发脉气本于五脏六腑、十二经脉、奇经八脉，并各举其阴阳之虚实，形证之异同，而为施治补泻之方；第四、五两卷，博采仲景、扁鹊、华佗等察声色消息死生之理，决四时百病死生之分，从而发明色脉之要；第七卷，列言治病之法，大都有八（汗、吐、下、温、灸、刺、火、水），均宜察人阴阳交并虚实、生死、损至，以合法可否之宜；第八卷，分叙尸厥、霍乱、中风、血痹等数十种杂病的平脉、辨证及论治；第九卷，论著妇人、胎产、小儿等的平脉、辨证及论治；第十卷，言"手检图二十一部"，但其内容仅为复论十二经脉、奇经八脉、三部二十四脉形证所属，别无图可见，何以有此差谬？尚不明其原因。喻嘉言讥《脉经》说："汇脉之中，间汇一证，不该不贯。"(《尚论篇》)这是喻氏的偏见。《脉经》既是由于汇辑诸书而成，便不同于自为之说条理一贯。叔和博采汉以上诸家有关脉法要论，各以类从，分为10卷，群言汇集，或有不贯之处，而大纲汇举，实亦无伤。即脉言脉，费千言不能述其义，惟以证言脉，以脉辨证，脉证兼说，则脉理易明。也可以说后人于脉理之有所发挥，即以脉证为其根据，否则便毫无立论之地也。因此说，辑脉而不废证，这正是叔和的成功之处。喻昌议其非，未足以为知言。王叔和给我们留传下这样一部脉法专著，是不容易的，应该很好地珍惜、发扬，使其不断地放出光彩。

今本《脉经》所有的内容，其绝大部分，不外出于《素问》《灵枢》《难经》《伤寒论》《金匮要略方论》等五书。一至六卷，多为《素问》

《灵枢》《难经》之言，第七卷多出自《伤寒论》，八、九两卷，大半皆选自《金匮要略方论》。能精研之，不仅诸书之言脉者略尽于此，并可从脉与证按其分类而比较分析之，便更能深入一步，而另有所领悟。抑且《脉经》所引诸书之文，常有与今本不同处。如第七卷云："汗而热留者，寿可立而倾也。"（《脉经·热病阴阳交并少阴厥逆阴阳竭尽生死证第十八》）《素问》误作："病而留也。"又如第七卷云："伤寒一二日至四五日，厥者必发热，前厥者后必热。"（《脉经·病不可发汗证第一》）《伤寒论》误作"前热者后必厥"，而与下文"厥深者热亦深，厥微者热亦微"之义不合。类此之处颇多，精习《脉经》尤足以订正诸书之失，而有助于对经典著作之研究也。

惟《脉经》自宋熙宁中经林亿等校雠刊版行世后，迄无注本可参。不得已退而求诸刻本较善者，则有清光绪年间池阳周澂之的校刊本，颇清晰可读。周氏是据嘉庆黄锟校本（黄以所藏旧抄本，与元泰定柳赟、谢缙荪复刻陈孔硕本，明童文举重刻袁表本，及赵府居敬堂本，互校刊成）、金山钱熙祚刻本（钱氏亦据袁本校订）以及叔和所引《素问》《灵枢》《难经》《中藏》《伤寒论》《金匮要略方论》《甲乙经》，与后来各家之引据《脉经》者，更相校雠而成，是现行刻本中之最精审者。虽无注文，而上述著书大半都有解释，如能一一检阅而细读之，亦不甚难。

三、博览脉法名著

精习《脉诀》《脉经》以后，于脉学已具有坚实的基础。循此而博览诸家名著，更足以广其识而深其意。古代论脉法的名家虽不少，而其发挥最为深透，大有可观者，约有下列数家。

《诊家枢要》，元滑寿著，书凡1卷，不过7000余言，其立论要以阴阳对待为说，而说皆精审。如论"察脉须识上下来去至止"云："上者为阳，来者为阳，至者为阳；下者为阴，去者为阴，止者为阴也。上者，自尺部上于寸口，阳生于阴也；下者，自寸口下于尺部，阴生于阳也；来者，自骨肉之分而出于皮肤之际，气之升也；去者，自皮肤之际而还于骨肉之分，气之降也；应曰至，息曰止也。"又论"脉至"云："凡脉之至，在肌肉之上，出于皮肤之间者，阳也，腑也；行于肌肉之下者，阴也，脏也。若短小而见于皮肤之间者，阴乘阳也；洪大而见于肌肉之下者，阳乘阴也。寸尺皆然。"又论"持脉"云："持脉之要有三：曰举，曰按，曰寻。轻手循之曰举，重手取之曰按，不轻不重委曲求之曰寻。初持脉，轻手候之，脉见皮肤之间者，阳也，腑也，亦心肺之应也；重手得之，脉附于肉下者，阴也，脏也，亦肝肾之应也；不轻不重，中而取之，其脉应于血肉之间者，阴阳相适，中和之应，脾胃之候也。若浮中沉之不见，则委曲而求之，若隐若见，则阴阳伏愿之脉也。三部皆然。"他如论 30 种脉象，亦无不以阴阳对待为言，而皆各具精义，言简意赅。

《诊宗三昧》，清初张璐著，书凡 1 卷。自"宗旨"至"婴儿"计 12 篇，其中以脉象、师传、口问三篇是全书的"三昧"所在。"脉象"一篇，以首先识得弦、钩、缓、毛、石等五脏之常脉为主；五脉之中，必以缓滑之象为平脉，为有胃气；如某一脉偏少冲和之气，即是病脉；或在本部反见他脏之脉，便是本脏气衰，他脏之气乘之所致；参以形体之肥瘠，方土之宜异，气候之流变等而参合之，庶几脉形无遁，真象毕露矣。"师传"一篇，列叙浮、沉、迟、数等 32 脉。每一脉，首言其形，再说其所以具此形之理，再述其所主之证，再辨其疑似之见，再论其兼见他脉之由，最终畅发其分析证治之巧，层层剖析，曲尽奥义。"口问"一篇，十有二则，阐述三焦、命门、神门、冲阳、太谿、反关、人迎、气口、逆顺、异脉、妇人、婴儿诸脉之候，以及初诊久按、脉证异同、从脉从证、脉法阴阳、高章纲㦮卑损脉法、辨声与色、沉脉温补转剧诸法之理，无不深入浅出，可解积疑。尤其是解高章诸脉，尤为明晰。

《诊家正眼》，明李中梓著，书凡2卷。首卷言脉大义，多本《内经》《难经》立说，言简意赅，纲纪秩然。第二卷分述28脉，每脉均以"体象""主病""兼脉"三者为纲而次第述之。"体象""主病"两项，都以简切胜，独于"兼脉"，则畅发其辨证析疑之能事。最终殿以《脉法总论》一篇，凡脉之阴阳变化、色脉参伍、尺肤相合、病证所主等项，均能尽其意解言宣之妙用。其于《素问》《伤寒论》许多脉体之解释，既不费词而明晓如绘。结合28常见之脉，以理解《内经》、仲景不常见之脉名，并从而道出所以之理，非于脉学有较高的修养和丰富的临证经验者，实难道出只字。虽于纵横顺逆诸脉仍不具体，究不失为言脉法之佼佼者。

《脉神章》，明张景岳著，书凡2卷，系《景岳全书》的一部分。《脉神章》计分内经脉义、通一子脉义、难经脉义、仲景脉义、滑氏脉义、诸家脉义等六篇。而尤以"通一子脉义"一篇为张氏治脉学的精华所在。该篇凡13节，均能发微启秘。其中独论、胃气解两节，尤为卓见不群，发人深审。其言曰："独之为义，有部位之独也，有脏气之独也，有脉体之独也。部位之独者，谓诸部无恙，惟此稍乖，乖处藏奸，此其独也。脏气之独者，不得以部位为拘也。如诸见洪者，皆是心脉；诸见弦者，皆是肝脉；肺之浮，脾之缓，肾之石，五脏之中，各有五脉。五脉互见，独乖者病。乖而强者，即本脏之有余；乖而弱者，即本脏之不足。此脏气之独也。脉体之独者，如《经》所云，独小者病，独大者病，独疾者病，独迟者病，独热者病，独寒者病，独陷下者病，此脉体之独也。总此三者，独义见矣。夫既谓之独，何以有三？而不知三者之独，亦总归于独小、独大、独疾、独迟之类，但得其一，而即见病之本矣。故《经》曰：得一之精，以知死生。"（《脉神章·独论》）《素问·三部九候论》叙七诊之独，仅属例举而言，并未如张氏所言之深刻，且能示人以察独之法，非会心有素者，未之能也。又论述"胃气"云："凡诊脉者，无论浮沉迟数，虽值诸病叠见，而但于邪脉中得兼软滑徐和之象者，便是五脏中俱有胃气，病必无害也……察之之法，如今日尚和缓，明日更弦急，知邪气之愈进。邪愈进，则病愈甚矣。今日甚弦急，明日稍和缓，知胃气之渐至，胃气至，则病渐轻矣。即如顷刻之间，初急后缓者，胃气之来也；初缓后急者，胃气之去也。此察邪正进退之法也。"（《脉神章·胃气解》）从来言胃气者，均未能像张氏这样，既能授人以察胃气之规矩，又能示人以察胃气之巧，绝非泛论之可比。

《周氏医学丛书脉学四种》：清周学海之著，计《脉义简摩》8卷、《脉简补义》2卷、《诊家直诀》2卷、《辨脉平脉章句》2卷，均在《周氏医学丛书》第二集中。周氏这"四种"，都是辑自《内经》《难经》《伤寒论》《金匮要略方论》《脉经》《甲乙经》《千金方》《千金翼方》，以及宋元以来的名贤、日本诸家等。截至目前止，可说是研究脉学最完善的一部类书。他说："考之于古而有所本，反之于身而有信可，征之于人而无不合，施之于病而无不明。"（《脉简补义·自序》）这是周氏的自我评价，是很恰当的。"四种"书中，以《脉义简摩》为基础。凡关于脉学的部位、诊法、形象、主病、名论、妇科、儿科诸类，都选辑得至为精当，并都作了相当的阐发。《脉简补义》则纯为周氏的发挥，分两个部分：曰"诊法直解"，曰"诸脉补真"。"诊法直解"发挥求脉、审脉、三部九候、气分血分、十二经动脉、命门三焦、三关脉体等大义，都解说得异常深切。"诸脉补真"发挥30余种脉象的精义，所谓"补"者，系补郭元峰《脉如》28脉辑说之未备；所谓"真"者，即一言一义，均系周氏历验而来，绝无欺诳之谈。如其于滑、涩、动、结、促五脉之辨似云："滑者，脉之浮沉起伏，婉转流利也，形体条畅，浮沉皆得，若来如电掣，略按即空，此滑不直手，元气将脱也。涩者，脉之将起未起之际，有艰滞难进之意，及其既至，亦颇有如掷如跃之时，但中间常于将来之顷，夹杂一二阻滞不畅耳。动脉，全似滑脉，滑脉形体和软而有起伏，动则形体坚搏，指下如豆，躁疾鹘突，几于有来无去，起伏不明也。结脉，即动脉之怠缓者。促脉，即滑脉之兼洪者。此五脉，惟促脉主病，气分居多，余四脉则气血参半，而有寒热虚实之殊。"(《脉简补义·滑涩动结促辨》)《诊家直诀》所言，曰"总义"，曰"会通"，曰"真言"。"总义"分脉象、指法、主病三章，字字坚实，各有着落，均从《内经》《伤寒论》《金匮》诸书中融会得来，颇能道其奥旨。"会通"综述浮、沉、迟、数等24脉象的参伍错综，示人于既明各象之本义后，再能比例而得其参见错出者，此脉学一贯之义也。"真言"曰位、数、形、势、微、甚、兼、独八字。位，即三部九候；数，以纪其多寡；形，为脉之静体；势，乃脉之动态。四者为正脉之提纲。微、甚，所以衡脉变之轻重；兼、独，所以审脉变之主次。四者为变脉之提纲。《辨脉平脉章句》所以注释《伤寒论》"辨脉""平脉"两篇的文义，多本临诊治病之实际体验解说，较诸家所注踏实。周氏后来，以为所著四种卷帙浩繁，非一般人所可尽读，乃于四种中撮其要者，简之又简，订为两卷，名曰《重订诊家直诀》，凡22篇，真可谓要言不繁矣，刊于《周氏医学丛书》第三集中。

此以上五书，均为研究脉法中最具有代表性的著作。各有专精，而以周氏书尤为博大。如能尽得其旨，庶可谓于脉学升堂入室矣。

第七讲　针灸著作如何阅读

徐灵胎著《医学源流论》，曾有"针灸失传"之说，人便以为徐氏不信任针灸疗法，其实不然。徐氏之所谓"失传"者，谓一般针灸医，学无师承，轻率用针，未得古法之传授耳。所以他说："果能潜心体察，以合圣度，必有神功。其如人之畏难就易，尽违古法，所以世之视针甚轻，而其术亦不甚行也。"（《医学源流论·针灸失传论》）的确，针灸疗法，并非浅近的知识，而是具有"易陈难入"的至理。近来书店里有不少《针灸入门》《针灸易知》一类的小册子，作为普及大众的针灸常识，亦何尝不可，若以之作为学习针灸的入门书，甚至说针灸就是这样一回事，则大不可。就管见所及，要对针灸进行较深刻的研究，必须就下列三方面的书籍，痛下工夫。

一、精读《灵》《素》

徐灵胎说："《灵》《素》两经，其详论脏腑经穴疾病等说，为针法言者，十之七八，为方药言者，十之二三，上古之重针法如此。"（《医学源流论·针灸失传论》）《灵枢》《素问》固然是中医学最根本的典籍，但就学习针灸而言，诚如徐氏所说，更要多加精究不可。《素问》81篇，有关针灸的凡59篇；《灵枢》81篇，有关针灸的凡55篇，其余26篇，并不是与针灸无涉，而是不如55篇的突出罢了。两书所言针灸，独详于刺法的阐述，就刺法之基本理论言，曰辨刺之可否、曰神形之专一、曰辨虚实、曰别阴阳、曰调和气血、曰因时行刺、曰取穴、曰配穴、曰行针、曰候气、曰深浅、曰补泻、曰痏数之多寡、曰留针之久暂、曰避伤、曰防晕、曰刺禁、曰刺害等，后世任何言刺法之书，未有如是其详且尽者。就针术之种类言，分刺营、刺卫、刺微、刺未并、刺留血、近刺、分刺、经刺、络刺、缪刺、巨刺、五俞刺、振埃刺、发蒙刺、去爪刺、彻衣刺、解惑刺、远道刺、推刺、解结、大泻刺、豹文刺、合谷刺、燔针刺、毛刺、偶刺、报刺、恢刺、齐刺、扬刺、直刺、输刺、短刺、浮刺、阴刺、傍刺、赞刺、丰刺、关刺、焠刺等，后世之言刺术者，亦未有如是之完且备也。凡此刺法、刺术，都是古人在长期与疾病作斗争中，经历无数次之不断实践，不断积累，不断失败，不断提高而逐渐总结出来的。其中有经验、有至理，如不勤奋为之，将何以拔刺雪污、解结决闭而去其疾？

即以补泻法之一端而论，操针灸术者，无不知言之也，但其术甚简，非轻重刺即内外搓而已。若《素》《灵》之言补泻，则有多种之不同。如："吸则内针，无令气忤，静以久留，无令邪布，吸则转针，以得气为故，候呼引针，呼尽乃去，大气皆出，故命曰泻……呼尽内针，静以久留，以气至为故，如待所贵，不知日暮，其气以至，适而自护，候吸引针，气不得出，各在其处，推阖其门，令神气存，大气留止，故命曰补。"（《素问·离合真邪论》）这是针刺的呼吸补泻法。行泻法，吸则内针，因吸则气至而盛，迎而夺之，其气可泄；所谓刺实者，刺其来电，如邪气犹未泄，尚须候病者再吸，转搓其针以催气，故曰"以得气为故"；候呼气则引退针出，使邪气散而不复聚，气呼尽则针离穴，邪气便随之而散泄矣。行补法，则俟其呼气尽而入针，气出针入，所谓"追而济之"也；候其吸气而引针，则气充于内，推阖其门，则气固于外，而神气存留，达其补之目的矣。

又如："泻必用方，方者，以气方盛也，以月方满也，以日方温也，以身方定也，以息方吸而内针，乃复候其方吸而转针，乃复候其方呼而徐引针，故曰泻必用方，其气乃行焉。补必用圆，圆者，行也，行者，移也。刺必中其荣，复以吸排针也。"（《素问·八正神明论》）这是针刺的方泻圆补法。"方"之为言"正"也，方吸内针，乘其邪气正盛之时而进针，所谓"迎而夺之"，故可为泻。"圆"之为言"缓"也，虚而不足，缓以调之，故可为补。

又如："泻必用圆，切而转之，其气乃行，疾而徐出，邪气乃出，伸而迎之，遥（摇）大其穴，气出乃疾。补必用方，外引其皮，令当其门，左引其枢，右推其肤，微旋而徐推之，必端以正，安以静，坚心无解，欲微以留，气下而疾出之，推其皮，盖其外门，真气乃存。"（《灵枢·官能》）这是针刺的圆泻方补法。"圆"训为"流利滑急"之义，快速转针，直迫邪气，故可为泻；"方"训为"端正安详"之态，缓缓转针，所谓"追而济之"，故可为补。

又如："补泻须一方实，深取之，稀按其痏，以极出其邪气。一方虚，浅刺之，以养其脉，疾按其痏，无使邪气得入。邪气来也紧而疾，谷气来也徐而和。脉实者，深刺之，以泄其气；脉虚者，浅刺之，使精气无泻出，以养其脉，独出其邪气。"（《灵枢·终始》篇）这是针刺的浅深补泻法。深刺既足以尽驱其邪，并勿按其痏，以宽展其去路，是为泻法；浅刺既不能伤其正，并疾按其痏，以拒邪之侵入，是为补法。

又如："徐而疾则实者，徐出针而疾按之；疾而徐则虚者，疾出针而徐按之。"（《素问·针解篇》）这是针刺的徐疾补泻法。经气既盛，徐出针而疾按之，则经脉无伤，真气不泄，虚者可实，是之谓补；邪气既衰，疾出针而徐按之，则门户洞开，邪气得泄，实者可虚，是之谓泻。

又如："泻曰必持内之，放而出之，排阳得针，邪气得泄……补曰随之，随之意若妄之，若行若按，如蚊虻止，如留如还，去如弦绝，令左属右，其气故止。外门已闭，中气乃实。"（《灵枢·九针十二原》）。这是针刺的轻重补泻法。内针时，持之坚而入之锐，刺之重也，出针时复排开阳道以泻之，令去而阻，是泻法也；随其气之衰而调之，轻缓进针，恰如蚊之止，刺之轻也，出针后复闭其外户，正不得泄，是补法也。

凡此诸法，均曰补泻，但其术各别，其义各异，皆能练习而精熟之，于临床之辨证选用，卓有馀裕。《素问》《灵枢》而后，没有一家能道其精义者，要之，针灸之学，实以《素》《灵》为渊薮。学习中医学而不习《素问》《灵枢》，固为无源之水，其流必不长；若学针灸而不习《素问》《灵枢》，或习之而不精，则犹无根之木，吾未见其能成长者也。明人高武氏初纂集《针灸节要》，继修辑《针灸聚英发挥》，终未以为惬意，不足以言针灸之道，终撰《针灸素难要旨》四卷，尽举《内经》《难经》言针灸之要，分类而出之。斯谓前辑两书，其可行矣？这其中是有深刻道理的。

二、详考《图经》

《灵枢》说："欲以微针通其经脉，调其血气。"（《灵枢·九针十二原》）无论针刺或灸焫，基本都是施用于经脉上的。因人身脏腑之气血，无不通行于经脉，故脏腑诸病变既反映于经脉，治疗方法即可通过经脉以愈脏腑诸疾。所以《素问·调经论》说："五藏之道，皆出于经隧，以行血气，血气不和，百病乃变化而生，是故守经隧焉。"又说："夫十二经脉者，皆络三百六十五节，节有病，必被经脉。"所谓"节"，就是经穴（《灵枢·九针十二原》云："所言节者，神气之所游行出入也，非皮肉筋骨也。"意思即是说：节，即神气游行出入的经穴，而不是皮肉骨节的"节"。）全身经脉遍布 365 经穴，这是行针灸疗法必备的知识。

古人为了明确人体经脉和经穴的分布部位，除了文字记载外，还识之以图，叫作"明堂图"。（明堂，为古代帝王发号施令之所，其义为中央，医家初用以称鼻，因鼻亦位于面部的中央也。中央既定，上下左右，四方的部位可分，于是针灸家又以之名经脉、经穴部位图。钱曾《读书敏求记》认为"黄帝坐明堂传授之义"，恐非。）《隋志》有《明堂孔穴》5卷、《明堂孔穴图》3卷，《唐志》有《内经明堂》13卷、《黄帝十二经脉明堂五藏图》1卷、《黄帝十二经偃侧人图》12卷、《黄帝明堂》3卷、《杨上善黄帝内经明堂类成》13卷、《杨玄孙黄帝明堂》3卷，可惜这些图都不存在了，今天我们要考订经穴，除了《素问》《灵枢》所记载的而外，下列4书，必须详加研究。

《针灸甲乙经》12卷，晋皇甫谧著。该书是据《素问》《灵枢》《明堂孔穴》三书编辑而成，古代的《明堂孔穴》已不复存，仅见于此书，所以十分可贵。全书第一卷列有关藏象医论15篇，均录自《素问》《灵枢》；第五卷言针法；第六卷列病机论文12篇；第七至第十二卷备言诸种病证，及针灸所宜与刺法。第二至第四卷则详列经脉孔穴，其中与《素问》《灵枢》不同者，臆度之，或为《明堂孔穴》之遗。其经穴均不循经而取，按部分列，计分头、面、耳前后、颈、肩、背、胸、腋、腹、手、足等11部。头部分为6区，背部分为3区，胸部分为4区，腹部分为5区，手足各分6区，共654穴，包括单穴48，双穴308。《素问》《灵枢》中既无此分法，皇甫氏又自言曾据《黄帝明堂孔穴》，故知其有所本矣。

《铜人腧穴针灸图经》3卷，宋王维一（德）著。宋仁宗时曾铸腧穴铜人二，一置医官院，一置大相国寺仁济殿。王氏复奉敕撰《铜人腧穴针灸图经》，与其所铸铜人相辅而行，唯此书传本极少。约于金世宗大定十六年，不著撰人名氏者，将本书补注刊行，名《补注铜人腧穴针灸图经》，凡5卷，今所常见者唯此本。卷一、卷二列叙手足十二经脉、经穴和图像，经脉之文仍取自《灵枢·经脉》篇；卷三、卷四首列针灸避忌人神及太一日行九宫之图，以下次第从铜人的头部、面部、颈部、肩部、背部、膺部、腋部、胁部、腹部等各分行记穴，每穴均记经脉所属，主治诸病，以及宜针宜灸，针刺深浅，灸炳壮数等；第五卷首述十二经气血多少，次列旁通十二经络流注孔穴图（仅列春夏秋冬所刺之五俞而无图），最后分出十二经、五俞，及别络郄穴等之主治与针灸法等。要之，观其取穴法及针灸法，不尽与《素问》《灵枢》《甲乙》同，而有专门传授之术在其中，值得珍惜。

《铜人针灸经》7卷，不著撰人姓氏。首卷载"经脉起止""俞穴流注""补泻迎随""下针分寸""九针之名"等五论；第二至第三卷载正面人形四，凡80穴；第四至第五卷载背面人形四，凡96穴；第五至第六卷载左侧人形、右侧人形各二，左侧凡54穴，右侧凡55穴；末卷载针灸吉日、人神禁忌若干则。其论"俞穴流注"，盖本《备急千金要方》而参用《灵枢·本输》之文而成。其论"九针之名"，则录自《素问》的"针解篇""刺齐论""刺禁论""宝命全形论"等。末卷人神禁忌诸说，既本于王氏《铜人腧穴针灸图经》，又仿于《备急千金要方》《外台秘要》推尻神起例也。第二、三、四、六各卷所载诸穴如目骨、眉冲、神总、明堂、当阳、前关、督俞、气海俞、关元俞、下昆仑、阳跷、阴跷等，不仅为王氏《图经》所无，即王冰《素问注》《针灸甲乙经》《备急千金要方》《外台秘要》《圣济总录》诸书亦未见者，此固别有师承之学也。

《明堂灸经》8卷，题西方子撰。全书无论，从人体正、伏、侧三面记载全身经穴。正人部计分头部中、二、三行，面部分中、二、三、四、五行，胸部、腹部各分中、二、三、四行，手部分太阴、厥阴、少阴三经，足部分太阳、阳明二经，凡284穴；伏人部计分头部一、二、三行，耳后，脊部一、二、三行，手部分少阳、太阳，足部太阳，凡206穴；侧人部计分头颈、侧胁、手阳明、足少阳、足厥阴、足少阴诸部，凡172穴。全书虽由删去王氏《铜人腧穴针灸图经》之针法部分而成，但其分别部居，实取用《备急千金要方·明堂三人图》，主治各病，亦兼采《外台秘要》诸家，故与王氏书仍互有同异。按《备急千金要方·明堂三人图》序云："旧《明堂》图，年代久远，传写错误，不足指南。今一依甄权等新撰为定。"则《备急千金要方》所本《明堂》，实为甄权所撰，与《甲乙经》所本《黄帝明堂》不同。今甄权所撰之《明堂》已佚，《备急千金要方》所撰《明堂三人图》亦不存，幸赖《明堂灸经》存之。又《铜人针灸经》于王氏《图经》所载腧穴并未全录，而此书与王氏《图经》比勘，实有增无删，尤觉可宝。

考究经穴，能备此 4 书，不仅可以互为比勘，校正穴位，而医经所传、专家私授之学，均在于兹矣。

三、博览专著

治针灸学，既于《素问》《灵枢》打下了坚实的理论基础，对经脉孔穴进行了研究，又于《针灸甲乙经》《铜人腧穴针灸图经》《铜人针灸经》《明堂灸经》诸书，作了较精详的比勘工夫，则循经必正，探穴必准，是于学理方法已具根基，便须转而博览各大家的专著，从中吸取其临证施用的经验。

所谓专著，必须是学有专精，而非一般剪裁编辑之书也。例如杨继洲辑的《针灸大成》10 卷，非不善也，究为类书，不得称为专著，它于初学入门，是一本较好的指导书和工具书，通过它可以知道有关针灸的许多著作，便于循序渐进，择善而从。又如廖润鸿辑的《勉学堂针灸集成》，亦非不善也，其简切扼要，尤优于《针灸大成》，但也只能是便于初学的洁本，是治针灸学的一般知识书籍，而非专著也。据余所知，可称为专著者有如下几种。

《备急千金要方》30 卷、《千金翼方》30 卷，唐孙思邈著。《备急千金要方》的最末两卷，及《千金翼方》第 26 卷至第 28 卷等 3 卷，均专言针灸。孙氏的针灸源于甄权，甄权为隋唐间积学之士而娴于针灸者，施治有奇验。孙氏尽得其术，尤神于灸，故《备急千金要方》里所述诸疾，无不辅以针灸治法，其针法中治风癫的"鬼"穴，如鬼宫、鬼信、鬼垒、鬼心、鬼路、鬼枕等（《备急千金要方·卷十四·小肠腑方》），效验卓著。又灸治脚气的风市、伏兔、犊鼻、膝眼、三里、上廉、下廉、绝骨等8穴法，用之而当，尝获神效，皆为屡效不爽者（《备急千金要方·论风毒状第一》）。因此，孙氏书虽非专言针灸者，而其针法、灸法均有独到处，胜其他针灸书多多，余曾拟将两书之针灸法辑出单行，臆度已久，愧未能也。

《扁鹊心书》3卷，宋窦材著。窦氏本无学识，但其用灸法及丹附大药，颇有师承，并独得其妙，其《窦材灸法》50条，均为其多年临证之心得，尤其是灸命关、关元之法，可推独步。至其书中有不少狂妄之论，以第三扁鹊自居，则弃之可也。

《针灸资生经》7卷，宋王执中撰。第一卷载铜人诸穴；第二卷述有关针灸诸法论18篇；第三卷以下列叙193种杂病的针灸疗法。王氏的临证经验是非常丰富的，在所述许多病证的治法中都反映了这一点。例如他说："凡人脾俞无定所，随四季月应，病即灸藏俞是脾穴，此法甚妙。"（《针灸资生经·中风不语》）这一经验，很可宝贵，《素问》"脾不主时""常以四时长四藏"（寄旺于四藏）的道理，王氏在临证中充分地得到了印证。他还认为治"中风失音，不能言语，缓纵不随，先灸天窗五十壮，息火，仍移灸百会五十壮毕，还灸天窗五十壮，若发先灸百会，则风气不得泄，内攻五藏，喜闭伏，仍失音也。"（《针灸资生经·中风不语》）同篇又说："凡中风服药益剧者，但是风穴，悉皆灸三壮，无不愈，神良，决定勿疑。不至心者，勿浪为灸。"若无临证心得者，必不能道出其中只字来，所以不失为一部较好的针灸治疗专著。

《扁鹊神应针灸玉龙经》1卷，元王国瑞撰。首列120穴玉龙歌85首，次为注解标幽赋，次为天星11穴歌诀12首，次为人神尻神歌诀九宫尻神歌诀，次为66穴治证，次为子午流注心要秘诀，次为时日配合穴法图，次为盘石金直刺秘传，次又附针灸歌及杂录切要。其中名目固颇涉鄙俚，文义亦多浅近，但是论治最切要，毫无模棱之处。如治水肿云："病称水肿实难调，腹胀膨肿不可消；先灸水分通水道，后针三里及阴交。"并注云："水分，在脐上五分，灸五十壮；单腹胀宜泻，气满腹疼先补后泻。""水分"治水肿是有效的经穴，如果不明虚实补泻，刺之反多流弊，尤其是伍以"三里"及"三阴交"，则万无一失，不老于临证者，不足与言此。

《神应经》1卷，明陈会撰，刘瑾校正。陈会曾先著《广爱书》12卷，也是论针灸治法的，但他认为内容过于浩瀚，便提取其中的119穴的主治，韵为歌诀，而于取穴刺法，亦间有说明和经穴图。所言主治极中肯，取穴刺法的经验都很丰富。书前有宗派图一页，称梓桑君席宏达九传至席华叔，十传至席信卿，十一传至陈会，陈传复传二十四人，其中嫡传者二人，一个叫康叔达，一即刘瑾。还载有席宏达誓词，谓传道者必盟天歃血，立誓以传。说明这是一本师门授受之作，实未可以其词俚而鄙之。

要之，针灸一事，必须理论与经验并重，无论先学好理论再临证，或者是先具有一定的临证经验后再钻研理论，都是可行的，只是不能偏废。有理论而无经验，则学无用；有经验而无理论，则局限而不能提高。目前针灸界确存在这两种偏向，尤以忽视理论者为多，长此以往，固无怪徐灵胎之认为针灸学久已失传矣。

附录：提要

《内经》

一、《内经》的内容

《黄帝内经》⎰《素问》（24 卷 81 篇）
　　　　　　　　　　自《上古天真论》起至《解精微论》止。
　　　　　　　　《灵枢》（12 卷 81 篇）
　　　　　　　　　　自《九针十二原》篇起至《痈疽》篇止。

主要内容，约而言之可分为 15 个方面：

△①阴阳五行　　　　⑥预防　　　　　△⑪论治

　②五运六气　　　△⑦病因　　　　△⑫针灸

△③人与自然　　　　⑧疾病　　　　△⑬药食

△④脏象　　　　　　⑨诊法　　　　　⑭方剂

△⑤经络　　　　　△⑩辨证　　　　　⑮护理

注：划有"△"者最关紧要。

总之，《内经》不但总结了先秦以前的医疗经验，而更重要的是善于运用古代唯物主义的哲学原理，并以自发的辨证观点奠定了中医学的理论基础，成为中医学中一部最基本的经典著作。

二、阅读方法

（1）学习《内经》的关键问题，是要重视"整体观念"。

（2）对《内经》的文字上，应具有辨音读、明训诂的知识。

（3）《内经》理论，多是指导临床实践的，因而理解文字应以符合临床实践为准则，不能强作解人，侈谈臆说。

（4）对《内经》的每篇命题、段落旨意，都应理解，才能自有心得。

（5）在尽可能的条件下，应作分类、摘录等资料卡，对进一步研究《内经》是必不可少的工作。

三、《内经》选本

（1）摹刻宋本《素问》，光绪甲申京口文华堂刊本。特点：字体端整，错误之处少。

（2）黄校《内经针刺》，光绪甲申黄以周校刊本。特点：字划端正，校刻精谌。

（3）钱校《黄帝素问二十四卷附校记》，钱校《灵枢经二十四卷附校记》守山阁单刻本咸丰二年刊。特点：两书多据《难经》《甲乙经》及两书相互校勘，尤对《灵枢》的讹缺，校勘独多，更为难得。（原刻本已不易得，惟中医学会戊辰影印本尚有流通者，古旧书店或可购到。）

（4）《内经评文》，光绪戊戌皖南建德周氏刊本。特点：仍按《素问》《灵枢》原本分卷。每篇文字分段注评，便于理解，校刊较好，错误少，断句正确。虽评点文章不免有"架空臆说"之处，但当取其优点，去其缺点。

四、选注

1.《灵枢》《素问》全注本计有以下六种

①《黄帝内经太素》　　　隋　杨上善

② 《素问注证发微》
《灵枢注证发微》 〉 明　马　莳

③ 《类经》　　　　　　明　张景岳

④ 《素问集注》
《灵枢集注》 〉 清　张志聪

⑤ 《素问经注节解》
《灵枢经注节解》 〉 清　姚止庵

⑥ 《素问悬解》
《灵枢悬解》 〉 清　黄元御

2.《素问》单注本计有四种

① 《素问释文》　　　唐　王　冰

② 《吴注素问》　　　明　吴鹤皋

③ 《素问直解》　　　清　高士宗

④ 《素问释义》　　　清　张　琦

3. 节注本计十五种

① 《素问纠略》　　　元　朱丹溪

② 《素问钞》　　　　元　滑　寿

③ 《续素问钞》　　　明　汪　机

④ 《素问钞补正》　　明　丁　瓒

⑤ 《素问心得》　　　明　胡文焕

⑥ 《内经知要》　　　明　李中梓

⑦ 《内经要旨》　　　明　徐春圃

⑧ 《内经正脉》　　　明　徐春圃

⑨ 《内经合类》　　　明　王九达

⑩ 《素问缺疑》　　　清　章合节

⑪《素灵汇纂约注》　　　清　汪　昂

⑫《医经原旨》　　　　　清　薛　雪

⑬《内经要略》　　　　　清　徐灵胎

⑭《内经诠释》　　　　　清　徐灵胎

⑮《灵素提要浅注》　　　清　陈修园

任老指出，学习《内经》，如果时间、条件许可，把上面所列各书都能阅读一遍，当然最好。若不可能，可选几家精读。首当精读者杨上善之《黄帝内经太素》，因其所注为诸家注之所本，亦为权衡诸家各注的基础。他如：王冰对于五运六气的发挥、马莳对于针灸经络的详解、吴崑对于篇章大义的阐述、景岳对于五行生化的究诘、志聪对于就经解经的深切、士宗对于字句文义的参订，都各有所长，亦颇值一读。

《难经》

一、《难经》的沿革

（1）《难经》是《黄帝八十一难经》的简称，是仅次于《灵枢》《素问》的古医经之一。难，读去声，问难之义。

（2）关于《难经》的作者问题：①隋以前多指黄帝所作；②唐以后便属之于秦越人，这个结论几乎成为定案了；③仲景《伤寒论》中既未道黄帝，也不称秦越人；④作者虽难确定，但其为古典医经实无庸置疑。

二、《难经》的五篇八十一难的内容概况

（1）1~21 难为第一篇，主要论脉。

（2）22~29难为第二篇，主要论经络。

（3）30~47难为第三篇，主要论藏象。

（4）48~61难为第四篇，主要论病机诊候。

（5）62~81难为第五篇，主要论脏腑营俞及针补泻之法。

三、《难经》的注家

（1）《黄帝众难经》。三国吕广是第一个注《难经》的人。

（2）《难经集注》，唐·杨玄操，是目前保存下来的宋以前旧注的唯一注本，也是学习《难经》不可不备的注本。

其版本选择：①《守山阁丛书》本较好。②鸿文书局博古斋的影印本。③商务印书馆的铅印本。④中华书局《四部备要》的聚珍仿宋本。

（3）《难经本义》，元·滑寿，是宋以后较有成就的注家及书存可见的。

（4）《增辑难经本义》，周学海，以《难经本义》为基础，增集诸家之说及自己的心得，编辑而成。其中＜汇考＞一篇更值精读。版本仅有《周氏医学丛书》本。

（5）《难经正义》，叶子雨，是以《经》解《难》，对《难经》的研究是先左证而后发挥，说理着实深入。版本可选：①坊刻本。②《珍本医书集成》本。

（6）《难经疏证》，丹波元胤，此书参引古注独多，又采用汉代诂训之方法，对《难经》中的字，义、理诸方面，均提出相当的左证，为之疏通，绝非一般望文生义之可比。

其版本可选：①《聿修堂医学丛书》本。②《皇汉医学丛书》本。

（7）《勿听子俗解八十一难经》六卷。明·熊宗立。

（8）《图注八十一难经》，又名《图注八十一难经辨真》八卷。明·张世贤。

（9）《锲王氏秘传图注八十一难经评林捷径统宗》六卷。明·王文洁。

（10）《难经悬解》二卷。清·黄元御。

（11）《难经经释》二卷。清·徐灵胎。

（12）《难经直解》二卷。清·莫丹子。

（13）《古本难经阐注》二卷。清·丁履中。

（14）《难经古义》二卷。日本滕万卿。

（15）《难经注疏》二卷。名古屋玄医。

以上（4）（5）（6）三书最宜精读。

四、《难经》的读法

（1）应在中医学原有的理论体系基础上进行研读。

（2）《难经》的特点，是从"经脉"立论。

（3）要重视其新发展的理论。

（4）应当精读或背诵之。

五、选本：《难经》白文本不多见

（1）《医要集览》丛书中有一卷本。

（2）《黄帝八十一难经正本》。

（3）1937年成都义生堂刻张先识校补本。字迹端正完好，可读。

《神农本草经》

一、《神农本草经》的由来

古代人类（如伏羲、神农、黄帝等），在不断地医疗活动中，发现了许多能治疗不同疾病的药物，也就是"本草"，一代一代的积累，不断的丰富，并用文字记载下来，传之永久而成《神农本草经》。《神农本草经》书凡三卷。任老对于《神农本草经》之发展衍变作了一番精确的考证，于其沿革，述之极详。

二、《神农本草经》的内容

（1）序录：共十三条。相当于总论，叙述了辨识和运用药性的原理。是本草学中最精辟的理论部分。现将各条内容陈列于下。

① 1~4 条说药分三品，又选列 365 种药物的意义。

三品 { 上品——益寿延年
中品——遏病补虚
下品——除邪破积 }　　365 种 { 防病
补虚
治疾 }

② 5~6 条。药物性格有单行、相须、相使、相畏、相恶、相反、相杀的不同。

③ 7 条。药分四气、五味。

药 { 四气——寒、热、温、凉。
五味——酸、苦、甘、辛、咸。 }

气味之所在，即性、用之所在，是辨识药物的基本功。至于药品的采集、炮制及辨真伪都应掌握，以保证药物质量。

④ 8 条。阐述配药成剂及剂型。根据不同的需要选制丸、散、水煮、酒渍、膏煎等剂型。

⑤ 9~11 条。说明治病遣药，不宜迟延，还要严格掌握其用量。

⑥ 12 条。谈服药方法。因病的部位不同，故服法如下。

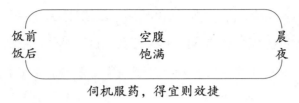

| 饭前 | 空腹 | 晨 |
| 饭后 | 饱满 | 夜 |

伺机服药，得宜则效捷

⑦ 13 条。谈遣药必须辨证。

（2）各个辑本所载诸品药物，大体相同，都出入于 365 种之间。诸辑本惟王校嘉祐本最佳。

三、《神农本草经》的读法

（1）应批判的继承。因其中好些地方掺入了道家的邪词妄说。

（2）应当做适当地校勘。如药物的品名和效用，均应辨其讹误异同之所在而勘正之。

（3）精读序录。序录十三条是治本草学的最基础知识。为了学好序录，必须参考：①《证类本草》中陶弘景之按语。②《本草纲目》卷一中李时珍的集注。③《本草衍义》中寇宗奭的衍义总叙。

四、精选经注

（1）《本草经疏》三十卷，明·缪希雍著。是《神农本草经》注本中最好的，它论理精明，在一、二两卷中有 30 余篇专论，是治本草学的必具的知识。既有补《神农本草经》中序录之不足，又有独特的发挥，故被视为《神农本草经》注本中之皎皎者。

（2）《本草逢原》四卷，张璐著。从诸家方治以佐证《神农本草经》中诸品效验之理。

（3）《本草崇原》三卷，张志聪著。从五运六气阐发药品性味之道。

（4）《本经疏证》十二卷
　　《本经续疏》六卷　　　邹润安
　　《本经序疏要》八卷

本《伤寒》《金匮》《千金》《外台》诸方治反复究诘诸药治验之所以。

五、熟背经文

为了便于儒读、记忆，及把经文变韵语，可参考黄宝臣《本经便读》和张秉成《本草便读》，对帮助熟背经文，大有益处。

《金匮要略方论》

一、《金匮要略》的源流及其与《伤寒论》的关系

（见原文）

二、基本内容

全书共 25 篇 608 条，叙述了 44 个病证。后列 226 方，另附方 28 首。具体内容分述如下。

①第一篇《脏腑经络先后病脉证》：是全书的绪论，对于病因、诊法、治则研讨精深，应当深入学习。

②第二篇《痉湿暍病脉证治》：主要讨论痉病、湿病、暍病等病的辨证论治。

③第三篇《百合狐惑阴阳毒病脉证治》：讨论了百合病、狐惑病及

阴阳毒的治则和治法。

④第四篇《疟病脉证并治》：主要讲疟病的分型、脉症及证治。

⑤第五篇《中风历节病脉证并治》：讨论中风、历节两病的辨证论治。

⑥第六篇《血痹虚劳病脉证并治》：统述治虚劳大法，并附血痹病。

⑦第七篇《肺痿肺痈咳嗽上气病脉证治》：专论肺痿、肺痈、咳嗽上气三病的证治。

⑧第八篇《奔豚气病脉证治》：概述奔豚的病因、分型及证治。

⑨第九篇《胸痹心痛短气病脉证治》：提出胸痹、心痛、短气病的病因、变化和治疗。

⑩第十篇《腹满寒疝宿食病脉证治》：讨论腹满、寒疝、宿食三病的证治。

⑪第十一篇《五脏风寒积聚病脉证并治》：列叙五脏中风、中寒及积聚的证治。

⑫第十二篇《痰饮咳嗽病脉证并治》：凡叙饮证的分型、辨证及论治。

⑬第十三篇《消渴小便不利淋病脉证并治》：说明消渴病、小便不利及淋病的因症治疗。

⑭第十四篇《水气病脉证并治》：分辨水气病的分型及鉴别，各随证治之。

⑮第十五篇《黄疸病脉证并治》：提出黄疸病的因、型、证、治。

⑯第十六篇《惊悸吐衄下血胸满瘀血病脉证治》：说明惊悸、吐衄下血、胸满瘀血的论治及禁忌。

⑰第十七篇《呕吐哕下利病脉证治》：介绍呕病、吐病、哕病、下利四病的分型症治。

⑱第十八篇《疮痈肠痈浸淫病脉证并治》：讨论了疮痈的分期而治，肠痈的辨证施治，及浸淫疮的顺逆。

⑲ 第十九篇《跌蹶手指臂肿转筋狐疝蛔虫病脉证治》：说明跌蹶、手臂肿、转筋、狐疝、蛔虫病等部位不同，病因各异，治各有法。

⑳ 第二十篇《妇人妊娠病脉证并治》。

㉑ 第二十一篇《妇人产后病脉证并治》。

㉒ 第二十二篇《妇人杂病脉证并治》。

以上三篇专论妇科，分别叙述了妇女妊娠、产后、杂病等 25 种疾患的证治。

㉓ 第二十三篇《杂疗方》。

㉔ 第二十四篇《禽兽鱼虫禁忌并治》。

㉕ 第二十五篇《果实菜谷禁忌并治》。

以上三篇主论杂疗食养之方。其中虽有些迷信东西，但亦不应一概加以否定。

三、选本和选注

1. 选本

（1）《金匮要略》：杨守敬跋的元刊本。国内能见到，但流行甚少。

（2）《新编金匮要略方论》：商务印书馆据明吴勉学校刻的《古今医统正脉》本排印。

（3）《金匮玉函要略方论》：中华书局亦据吴校刻本排印的《四部备要》本。

（4）《新编金匮要略方论》：明万历年间赵开美校刊的（仲景全书）本。有人民出版社影印的单行本。明俞桥刊本。商务印书馆影印为（四部丛刊）本。

附： ①日本有仿俞本刊行。

②清光绪时成都邓崇文斋的（仲景全书）是据日仿俞本而重刻的。

③康熙间有文瑞堂的癸亥刊本。

④康熙间有宝编堂的辛丑刊本。

以上诸刻均为著名善本。原刊本很难得到。

⑤《医统正脉》本。

商务印书馆印 ⟩ 校勘好，错误少
中华书局印　　　可做为阅读本

人民卫生出版社影印 ⟶ 校勘差，错误多，不宜做初学之读本

2. 注本

（1）《金匮方论衍义》三卷，明·赵以德：流传甚少，不易见到。是引《内经》的理论阐发《金匮》各篇的精义。

（2）《金匮玉函经二注》二十二卷清·周扬俊。特点：有精义，多发明，易买到。是清周扬俊以《衍义》为本，用喻嘉言之言来补注的。议论精辟，对病证之理解、分析均有独到之处，可以丰富基本理论知识。

较好的刊本如下。

①清康熙二十六年丁卯刻本。

②道光十二年壬辰刻本。

③道光十八年戊戌经义斋刻本。

④ 1958 年上海卫生出版社仿宋字本复印本。

（3）《金匮要略心典》三卷，清·尤在泾。特点：是尤氏研习《金匮》之心得体会，条理通达，指归明显，辞不多，意已尽，语不深，旨已传。深入浅出，使我们可以扼要地掌握各篇实质。是一本颇值一读的注本。

主要刊本如下。

①雍正 10 年壬子初刻本。

②同治 8 年己巳双白燕堂陆氏刻本。

③光绪 7 年辛己崇德书院刊本。

④宣统元年乙酉成都同文会刻本。

（4）《金匮要略方论本义》三卷，清·魏荔彤。特点：对注金匮的议论，发明最多，读后可启发我们深入分析疾病的方法。

以上（2）（3）（4）三书均将"杂疗方"以下三篇删节不注，欲习这三篇，可参考日本人丹波元简所著的《金匮玉函要略辑义》。

四、阅读方法

（1）因为《金匮》是治疗杂病的实用书。它既有理论，又有临床，所以为了实际运用，最好熟读和背诵。其重点是第一至第二十二篇。

（2）不能望文生义，只图文字的解释。要结合临床去深刻地理解。在全面理解的基础上，再以病症为单位去系统的分析，才是正确的阅读方法。

（3）对于《金匮》的缺略之处，应本着仲景辨证论治的精神，去补其残，修其缺，才能更好地继承仲景的学术，使之发扬光大。

《伤寒论》

一、《伤寒论》的选本

学习《伤寒论》既要阅读注本，更应重视白文本。所谓"白文本"，主要是指北宋林亿的校刊本而言。可惜不易购得。其次是明代赵开美的翻刻宋本。下列五种《伤寒论》白文本，都是据赵氏本影印或排印的较好善本。

（1）民国元年（1911年）武昌医馆刊本。

（2）民国十二年（1923年）恽铁樵托商务印书馆的影印本。

（3）民国二十年（1931年）上海中华书局的影印本。

（4）《新辑宋本伤寒论》1955 年重庆人民出版社发行。

（5）1959 年又增附索引发行。

因赵刻本删节去原本的辨脉法……等十二篇，可称做为《伤寒论》的白文节本。

二、选注

（1）《注解伤寒论》，十卷，宋·成无己。特点：是第一都通注"伤寒论"的书，并以"内经"为主要依据。读后足以启迪我们辨证的思想方法。

（2）《尚论篇》，四卷，清·喻嘉言。特点：本书以明代方有执的《伤寒论条辨》为依据，是持错简方法治《伤寒论》的。前承方有执，后启张璐等诸家。读此一书，可概知诸家之说。

（3）《伤寒论集注》，六卷，清·张志聪。特点：维护伤寒旧论，主要阐明人体"经气"的变化。采用摘其总纲，明其大旨，汇节分章，理明义尽的方法，研究《伤寒论》。

（4）《伤寒来苏集》，八卷，清·柯韵伯。特点：主张不必孜孜于张仲景旧论编次，重要的是习仲景辨证心法，他以证为主，分篇汇论，挈纲详目，证因类聚，方即附之。很适于临床之应用。他是分经类证，以方名证。

附：《伤寒论类方》，清·徐灵胎。他是以方分证，方不分经。

（5）《伤寒贯珠集》，八卷，清·尤在泾。特点：通过临床实践，从《伤寒论》条文中研究仲景的立法和治疗，很为实用。

三、阅读方法

任老说：学习《伤寒论》应先熟读白文本（重要的条文要背诵），

而后细研注解本。读注本时，应按下面先后次序读之。

（1）读成氏注本，可学习仲景如何运用《内经》理论于临床。

（2）学张氏注本，可掌握对《伤寒论》的全面分析。

（3）看喻氏注本，可打开研究《伤寒论》的基本问题之思路。

（4）研柯氏注本，可辨识《伤寒》方证的关系，对临证大有益处。

（5）究尤氏注本，可领悟《伤寒》确立治法之所以然。

总之，成氏溯其源，张氏综其全，喻氏辨其奥，柯氏察其微，尤氏判其法。若能师其诸法学习《伤寒论》定会达到新的境界。

脉 法 书

一、熟读《脉诀》

《脉诀》书很多，优劣不齐，应选善本读之，大有益处。因其多为韵语，便于诵读记忆，最利初学。又要而不繁，提纲挈领，是治脉学入门之书。任老认为，高阳生的《脉诀》是脉诀书中最好的一本。简介如下。

（1）《脉诀》内容：《脉诀》，书五卷，六朝·高阳生著。

①脉赋：全书的总论，概述诊脉部位、四时的旺、辨脉疑似、脉证参合、妇人经产、诸种怪脉等。②诊脉候入式歌。③五脏六腑歌。④脉类。⑤左右手诊脉歌。⑥诊生死顺逆歌。⑦察色观病候歌。⑧妇人脉歌。⑨小儿脉。⑩诸杂病脉歌。

（2）注解《脉诀》书：注解《脉诀》的书如下。

①《脉诀刊误》，元·戴同父。多以《内》《难》、仲景、叔和之言为据，或释或辨，颇为详尽。

②《图注脉诀》，明·张世贤。图解明析，凭脉辨证，灵活运用，

足资启发。

③《脉诀乳海》，清·王邦傅。以《内》《难》阐其义，引据最博，说理亦透，对河图洛书诸理也力研尤深。

二、精研《脉经》

《脉经》，书十卷，西晋·王叔和。是研究脉学，仅有的最早的一部专著。精研脉经是学习脉法最紧要的一环。

任老将脉经十卷内容提纲挈领的举出其概要，给读者以清晰的概念，对读脉经帮助很大。《脉经》的善本：①有清光绪间池阳周学海的校刊本，②金山钱熙祚刻本。

三、博览名著

（1）《诊家枢要》，元·滑寿。以阴阳对待为说，说皆精审。言简意赅。

（2）《诊宗三昧》，清·张璐。自"宗旨"至"婴儿"共十二篇，其中以脉象、师传、口问三篇是为三昧之所在。

①脉象：讲述五脏常脉、平脉、病脉等。

②师传：列举三十二脉，对各脉首言其形，再言其理，述其证，辨其似，最后分析证治之巧。

③口问，共十二则，阐述三焦、命门、冲阳……等诸脉之候。以及初诊久按，脉证异同。从脉从证……等诸法之理，无不深入浅出。既解积疑，又解准明晰。

（3）《诊家正眼》，明·李中梓。多本内、难立说，言简意骇、纲纪秩然，下述二十八脉，叙有体象，主病兼脉等，是言脉法的一本好书。

（4）《脉神章》，明·张景岳。共计六篇，以"通一子"一篇是张氏治脉学之精华。全篇十三节，能发微启秘。其中"独论""胃气"两节，尤为突出。颇值一读。

（5）《周氏脉学四种》，清·周学海。

注：《脉义简摩》《脉简补义》《诊家直诀》《辨脉平脉章句》，四书均在《周氏医学丛书》第三集中。这四书都是辑自《内》《难》《伤寒论》《金匮方论》《脉经》《甲乙经》《千金方》《千金翼方》以及宋元以来名贤、日本诸家，成为研究脉学中最完善的一部类书。其中，《简摩》是基础，《补义》是发挥，《直诀》道其奥，《章句》重释说。

以上五本脉学名著，是最具有代表性的，各有专精，实为治脉学必习之书。

（王凤岐　吴大真）